¿ES ALZHÉIMER?

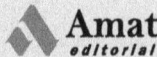

Amat Editorial, sello editorial especializado en la publicación de temas que ayudan a que tu vida sea cada día mejor. Con más de 400 títulos en catálogo, ofrece respuestas y soluciones en las temáticas:

- Educación y familia.
- Alimentación y nutrición.
- Salud y bienestar.
- Desarrollo y superación personal.
- Amor y pareja.
- Deporte, fitness y tiempo libre.
- Mente, cuerpo y espíritu.

E-books:
Todos los títulos disponibles en formato digital están en todas las plataformas del mundo de distribución de e-books.

Manténgase informado:
Únase al grupo de personas interesadas en recibir, de forma totalmente gratuita, información periódica, newsletters de nuestras publicaciones y novedades a través del QR:

Dónde seguirnos:

 | @amateditorial

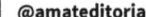 | **Amat Editorial**

Nuestro servicio de atención al cliente:
Teléfono: **+34 934 109 793**
E-mail: **info@profiteditorial.com**

Peter V. Rabins

¿ES ALZHÉIMER?

100 RESPUESTAS a las preguntas
más urgentes sobre
la **PÉRDIDA DE MEMORIA** y
la **DEMENCIA**

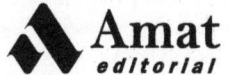

Amat
editorial

La edición original de esta obra ha sido publicada en lengua inglesa por John Hopkins University Press con el título *Is it Alzheimer's?*, de Peter Rabins

© Peter Rabins, 2026
© Profit Editorial I., S.L., 2026
  Amat Editorial es un sello de Profit Editorial I., S.L.
  Travessera de Gràcia, 18-20, 6.º 2.ª. 08021 Barcelona

Diseño de cubierta: Jordi Xicart
Maquetación: Marc Ancochea

ISBN: 978-84-10451-77-3
Depósito legal: B 9086-2026
Primera edición: Mayo de 2026

Impresión: Gráficas Rey
Impreso en España – *Printed in Spain*

ÍNDICE

PREFACIO

E ste libro responde a las 100 preguntas más frecuentes que me hacen sobre los problemas de memoria, la enfermedad de Alzheimer y otras demencias. Se escribió como complemento de *El día de 36 horas*, que Nancy Mace y yo publicamos por primera vez hace casi cuarenta y cinco años. Esta segunda edición quiere poner al día la información que ha surgido en los cinco años que ya han transcurrido desde la publicación de la primera.

Los lectores que consideren útil este libro, pero deseen obtener más información, pueden consultar *El día de 36 horas*. En él se amplían los cuatro temas centrales de este libro: las enfermedades que causan demencia, consejos sobre cómo mejorar la calidad de vida de las personas con demencia y cómo controlar los síntomas causados por la enfermedad, sugerencias para las personas cuidadoras sobre las medidas que pueden tomar para mejorar su bienestar psicológico y físico, y un resumen de algunos avances recientes en la investigación.

He optado por utilizar el término «persona cuidadora», aunque se han sugerido otras palabras y expresiones alternativas, menos acertadas en mi opinión. Cada una de las alternativas tiene sus limitaciones, por lo que este es el término más apropiado.

Algunas de las preguntas que respondo abordan cuestiones sobre las que los expertos no se ponen de acuerdo. He intentado indicar cuándo es así, para que quien me lea sepa que estoy expresando una opinión con la que expertos bien informados pueden no estar de acuerdo. Estos desacuerdos son inherentes al debate de cualquier cuestión sobre la que se sigue investigando y sobre la que aún no se ha alcanzado un consenso. Dos ejemplos de estas cuestiones son la prevención de la demencia y las causas de la enfermedad de Alzheimer.

Durante cincuenta años, he tenido la extraordinaria suerte de contar con maestros y colegas expertos y comprensivos. Muchas de las respuestas que aparecen en este libro se basan en lo que esas personas me han enseñado. Del mismo modo, otras muchas se remontan a la información que he obtenido de pacientes y quienes se dedican a los cuidados. Estoy en deuda con quienes han contribuido de esta manera, pero asumo toda la responsabilidad por cualquier error. También he recibido apoyo financiero de la Fundación T. Rowe y Eleanor Price, la Cátedra de la Familia Richman para la Enfermedad de Alzheimer y Trastornos Relacionados de la Universidad Johns Hopkins, el Fondo Stempler para la Investigación de la Demencia, el National Institute of Mental Health, el National Institute on Aging, el National Institute of Neurological Disorders and Stroke y muchos donantes individuales. Este apoyo ha sido crucial para mis esfuerzos en la difusión del conocimiento que he atesorado, incluido este libro.

1.

¿Debería preocuparme por mi memoria?

PREGUNTA 1. ¿Qué ocurre con la memoria y el pensamiento a medida que envejecemos?

RESPUESTA 1. A partir de los 30 o 40 años, nos cuesta más recuperar la información que ya tenemos, especialmente nombres y palabras. A esta capacidad se la denomina a veces «memoria de recuerdo libre» porque consiste en un intento de recordar, con palabras y sin pistas, los conocimientos que hemos almacenado en el cerebro. Las investigaciones han demostrado que una persona de 25 años puede recordar entre seis y siete palabras de una lista de diez sin relación entre sí que se le han leído varios minutos antes. En cambio, una persona de 75 años recuerda unas cinco de esa misma lista. Esto significa que la memoria de recuerdo libre disminuye a medida que envejecemos, aunque el cambio no sea drástico.

Los resultados son diferentes si se altera parte del experimento. Imaginemos que el estudio comienza de la misma manera, dando a las personas una lista de diez palabras que deben recordar. Pero, en lugar de pedirles que recuerden tantas palabras como puedan después de varios minutos, la persona encargada de la investigación les da una lista escrita de veinte palabras, diez de las cuales son las que se les pidió que recordaran y las otras diez son nuevas. Cuando se les pide que marquen con un círculo solo las diez palabras que se les pidió inicialmente que recordaran, los participantes de 75 años y los de 25 años obtienen los mismos resultados. Esto indica que la capacidad de reconocer de manera correcta la información encontrada anteriormente, «la memoria de reconocimiento», no se ve afectada por el envejecimiento normal. Los diferentes resultados de estos dos estudios demuestran que el envejecimiento normal no va acompañado de un deterioro de todos los tipos de memoria.

> La memoria de reconocimiento (la capacidad de recordar de manera correcta información previamente aprendida cuando se presenta una opción cuya respuesta es sí o no) no parece verse afectada por el envejecimiento normal.

Ahora bien, la velocidad de rendimiento, tanto físico como mental, se ralentiza a medida que envejecemos. Esto significa que presionar a las personas mayores para que actúen con rapidez las pone en desventaja. Pero, si se les da tiempo suficiente, rinden de manera normal en muchas pruebas.

P. 2. Tengo problemas para recordar los nombres de amistades y familiares y me cuesta encontrar las palabras que quiero decir. ¿Debería preocuparme?

R. 2. La demencia requiere tanto un deterioro del pensamiento (también llamado «cognición») como de la capacidad para realizar actividades cotidianas, como las rutinas laborales, las tareas domésticas y el uso de los medios de transporte. Si no has experimentado un deterioro en tu funcionamiento diario como resultado de un cambio cognitivo, entonces no cumples los criterios para que se te pueda diagnosticar demencia.

Sin embargo, cuando los síntomas de la demencia comienzan a aparecer, hay un periodo en el que las actividades cotidianas aún no se ven afectadas. Esta afección se denomina «deterioro cognitivo leve» (DCL). Se define como una disminución de la memoria o de otra capacidad cognitiva (por ejemplo, el juicio o la capacidad de seguir instrucciones) de entre el 30 % y el 45 %. En la actualidad, las pruebas realizadas por un neuropsicólogo son la mejor manera de determinar si se ha producido este grado de deterioro.

Los neuropsicólogos realizan pruebas que determinan cuáles han sido las capacidades de una persona a lo largo de su vida y pruebas que evalúan si ha habido un deterioro con respecto a ese nivel. Las personas que tienen preocupaciones persistentes sobre su memoria, a quienes sus allegados les dicen que son olvidadizas o que no rinden al nivel habitual, o que creen que sus problemas cognitivos interfieren en su vida cotidiana, deben someterse a las pruebas de un experto. Las pruebas neuropsicológicas requieren mucho tiempo y son costosas. Las realizan expertos que no están disponibles en todos los lugares. Esta es una de las razones por las que los científicos han estado desarrollando análisis de sangre y otras medidas biológicas (denominadas «biomarcadores») que permitirían identificar a quienes deben someterse a pruebas más exhaustivas.

> Un experto en la evaluación de la cognición debe examinar a una persona que:
>
> - Tiene preocupaciones persistentes sobre su memoria.
> - Ha sido informada por otras personas que la conocen bien de que olvidas cosas con frecuencia o no rinde al nivel habitual.
> - Cree que sus problemas de cognición están interfiriendo en su vida diaria.

P. 3. ¿Existen beneficios en la detección precoz del deterioro cognitivo leve (DCL) y la demencia?

R. 3. La mayoría de los expertos creen que la identificación temprana del DCL y la demencia anima a las personas que lo padecen a redactar un testamento y designar un poder notarial respecto de su salud (véase al respecto la pregunta 58) si aún no lo han hecho. La identificación temprana podría ayudarles a comenzar a realizar los cambios necesarios en su vida. También podría ayudar a los seres queridos u otras personas cercanas a darse cuenta de que los cambios que observan se deben a una enfermedad que afecta al pensamiento, y no a una resistencia deliberada o a dificultades de orden psicológico. Sin embargo, ninguno de estos posibles beneficios ha sido demostrado. Algunas personas me han dicho que les gustaría saber lo antes posible si están desarrollando demencia; otras, que no querrían conocer su diagnóstico tan pronto, a menos que existiera un tratamiento eficaz. En mi opinión, el cribado universal solo debería convertirse en la norma si mejora los resultados de los pacientes o si se dispone de tratamientos de la enfermedad que conduzcan a una mejora significativa del funcionamiento diario.

P. 4. Vivo en soledad y me preocupa mi memoria. Desde hace unos años tengo problemas intermitentes para recordar cosas, pero a mis amigos les pasa lo mismo. Se lo comenté al médico de cabecera en mi última visita y me tranquilizó diciéndome que no había nada por lo que inquietarse. Ahora me preocupo porque he empezado a tener problemas al extender un cheque, algo que siempre he hecho sin dificultad, y el año pasado necesité ayuda para presentar la declaración de la renta, algo que siempre había hecho yo mismo. ¿Debería someterme a una evaluación? Si es así, ¿debería acudir a un especialista en memoria?

R. 4. La dificultad para encontrar palabras o la pérdida ocasional de las llaves o las gafas se vuelve más común a medida que las personas envejecen (véase la pregunta 1), pero no así la capacidad para llevar a cabo actividades que antes estaban al alcance de una persona, como usar un teléfono móvil, realizar operaciones bancarias, presentar la declaración de la renta, cocinar o ser eficaz en el trabajo. Te sugiero que te pongas en contacto con tu médico de cabecera y le comentes esos nuevos síntomas. En general, estos facultativos son capaces de evaluar a las personas para detectar la demencia, pero, cuando alguien es joven (menor de 65 años) y ha desarrollado dificultades de cognición durante un periodo de semanas o meses, o ha desarrollado otros signos de enfermedad neurológica, como debilidad, temblores, espasmos musculares o entumecimiento en las manos o los pies, debe acudir a un especialista en demencia. Te sugiero que hables con tu médico de atención primaria para ver si puede evaluarte o si prefiere derivarte a un especialista con más conocimientos en la materia.

2.

¿Qué es la demencia?

¿Qué es la enfermedad de Alzheimer?

P. 5. ¿Qué es la demencia? ¿Qué es el alzhéimer?

R. 5. «Demencia» es un término genérico que se refiere a cualquier enfermedad con estas cuatro características:

1. Comienza en la edad adulta.

2. Provoca un deterioro en dos o más aspectos del pensamiento (como la memoria, la organización de la información, el lenguaje, las matemáticas, la percepción o el juicio).

3. Provoca un deterioro en la capacidad para realizar al menos una actividad de la vida cotidiana relacionada con el cuidado personal, el trabajo, la toma de decisiones, el ocio o la independencia.

4. No afecta al nivel de alerta ni a la capacidad de prestar atención.

Hay más de un centenar de enfermedades que causan demencia. Todas ellas cumplen estos cuatro criterios, pero difieren en los aspectos específicos del pensamiento que afectan, en los síntomas neurológicos que causan, en la rapidez con la que progresan, en sus causas y en su tratamiento.

La enfermedad de Alzheimer es la causa más común de demencia. Cuando un médico utiliza los siguientes criterios clínicos para diagnosticar la enfermedad de Alzheimer, el diagnóstico coincide con lo que se encuentra en la autopsia entre el 60 % y el 90 % de las veces:

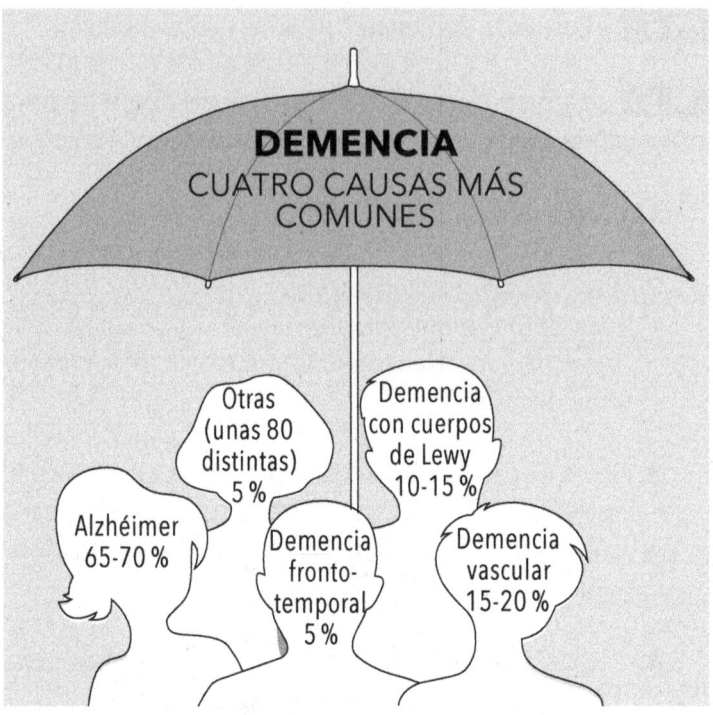

DEMENCIA
CUATRO CAUSAS MÁS
COMUNES

Otras
(unas 80
distintas)
5 %

Demencia
con cuerpos
de Lewy
10-15 %

Alzhéimer
65-70 %

Demencia
fronto-
temporal
5 %

Demencia
vascular
15-20 %

Existen más de un centenar de causas de la demencia. Las cuatro más comunes en personas menores de 80 años son la enfermedad de Alzhéimer, la demencia con cuerpos de Lewy, la demencia vascular y la demencia frontotemporal.

1. Una **demencia de progresión lenta,** lo que significa que la persona ha sufrido un deterioro gradual de la memoria u otras dificultades cognitivas y una disminución de la capacidad para realizar actividades habituales durante más de seis meses.

2. **Ausencia de evidencia de cualquiera de las otras causas de demencia** tras exámenes físicos, neurológicos y psiquiátricos, y tras pruebas de laboratorio y de imagen cerebral.

3. Presencia de **deterioro de la memoria en al menos alguno de los siguientes aspectos:**

→ Deterioro de la función ejecutiva (abstracción, juicio, iniciación y persistencia o interrupción del pensamiento o la acción).
→ Deterioro en la expresión del lenguaje (denominado «afasia»).
→ Dificultad para realizar actividades cotidianas (denominada «apraxia») que no se puede atribuir a una disminución de la fuerza o la sensibilidad.
→ Deterioro en la percepción visual precisa del mundo (denominado «agnosia visual»).

La convicción de que la enfermedad de Alzheimer es la causa del problema cognitivo aumenta cuando se descubre que la persona da positivo en un análisis de sangre o líquido cefalorraquídeo, o bien en una tomografía por emisión de positrones (PET), para detectar la presencia de la proteína beta amiloide (véase la pregunta 25 para obtener más información sobre la beta amiloide y la proteína tau).

> **Las dudas de que la enfermedad de Alzheimer es la causa del problema cognitivo se disipan al descubrir que la persona da positivo en un análisis de sangre o líquido cefalorraquídeo, o bien en una tomografía por emisión de positrones (PET), para detectar la presencia de la proteína beta amiloide.**

Si una persona está considerando someterse a un tratamiento con un medicamento antiamiloide o participar en un ensayo clínico, es necesario que presente síntomas de deterioro cognitivo leve o demencia temprana y, además, que dé positivo en un análisis de sangre o líquido cefalorraquídeo, o en una tomografía por emisión de positrones

(PET), en proteína beta amiloide. Si una persona a la que se le ha diagnosticado clínicamente una probable enfermedad de Alzheimer no está considerando someterse a un tratamiento con un fármaco antiamiloide, en mi opinión, el análisis de sangre para detectar la proteína amiloide o tau es opcional. La ventaja de realizar un análisis de sangre es que puede mejorar la precisión del diagnóstico de la enfermedad de Alzheimer hasta en más de un 90 %. Un análisis de sangre negativo indica que la enfermedad de Alzheimer no es la causa de la demencia.

P. 6. ¿Todos los casos de enfermedad de Alzheimer comienzan con deterioro de la memoria?

R. 6. Aunque la gran mayoría de las personas con alzhéimer tienen dificultades para recordar información nueva como primer síntoma, no es así en todos los casos. En ocasiones, el primer síntoma es la dificultad para encontrar y expresar palabras (lo que se denomina «afasia progresiva primaria») (véase la pregunta 16), la dificultad para percibir con precisión el mundo cercano (lo que se denomina «atrofia cortical posterior»), la disminución de la capacidad para desenvolverse en el trabajo o en casa (lo que se denomina «deterioro de la función ejecutiva») (véase la pregunta 7) o apatía.

P. 7. He oído que hay diferentes etapas de la enfermedad de Alzheimer. ¿Cómo se identifican?

R. 7. Existen varias descripciones ampliamente utilizadas sobre cómo progresa la enfermedad de Alzheimer. Cada una tiene sus luces y sus sombras. Yo suelo acudir a un modelo de tres etapas que se describió por primera vez a principios de la década de 1950.

Todas las enfermedades presentan una variabilidad significativa, por lo que cualquier descripción de las etapas debe entenderse como una amplia generalización. La persona promedio con la enfermedad de Alzheimer tiene una expectativa de vida de unos diez años y cada etapa tiene una duración media de unos tres años.

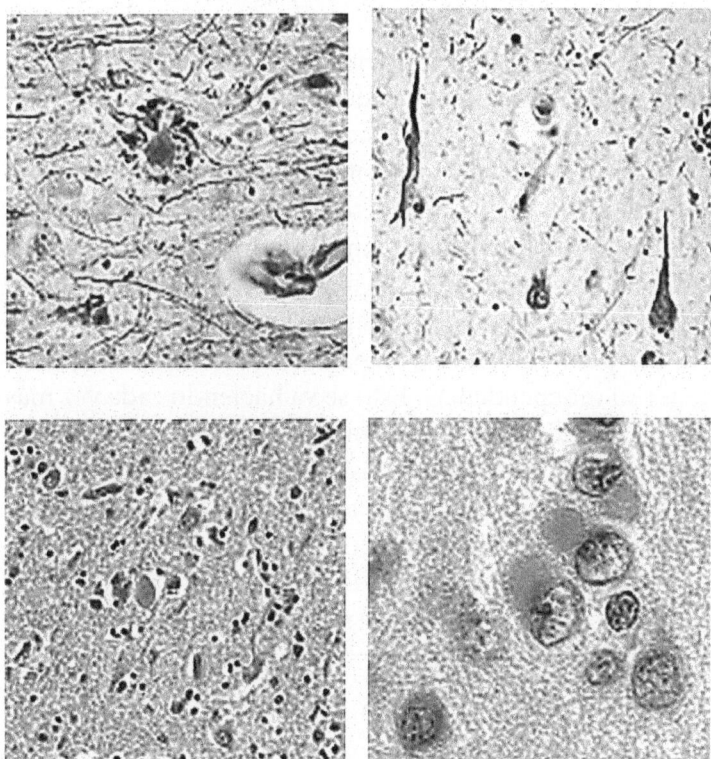

Hallazgos microscópicos de tres enfermedades que causan demencia. Las placas neuríticas (arriba a la izquierda) y los ovillos neurofibrilares (arriba a la derecha) son característicos de la enfermedad de Alzheimer, los cuerpos de Lewy corticales (abajo a la izquierda) son característicos de la demencia con cuerpos de Lewy y los cuerpos de Pick (abajo a la derecha) son característicos de la demencia frontotemporal. *Cortesía del Dr. Richard E. Power y la Dra. Olga Pletnikova.*

Sin embargo, algunas personas pasan del primer síntoma a la muerte en tres o cuatro años, mientras que otras viven más de dos décadas.

Etapa 1. Enfermedad de Alzheimer leve (deterioro de la memoria y de la función ejecutiva)

Las personas en esta etapa tienen dificultades para aprender información nueva, pero pueden recordar hechos del pasado lejano. También presentan dificultades con la función ejecutiva, es decir, con la organización de la vida personal. El término «función ejecutiva» se refiere a un conjunto de habilidades que incluyen saber cuándo comenzar, continuar, cambiar de dirección y detener una actividad, así como las habilidades para abstraer, generalizar y detectar señales sociales.

Las personas en esta etapa suelen ser capaces de mantener su independencia. Esto se va haciendo cada vez más difícil a medida que la enfermedad avanza. Se las debe animar a que sigan realizando las actividades que siempre han disfrutado, a que participen en eventos familiares y a que mantengan una vida social activa, siempre y cuando no exista un riesgo significativo de daño para ellas mismas o para las demás. Algunas personas son capaces de trabajar, pero pueden necesitar una mayor supervisión.

Etapa 2. Enfermedad de Alzheimer moderada (síntomas corticales)

Esta etapa se caracteriza por deficiencias en tres aspectos distintos de la cognición: el lenguaje, la acción («praxis») y la percepción visual («gnosis»). Dado que las personas varían en cuanto al grado de deterioro de cada capacidad, es importante identificar las habilidades y limitaciones en cada uno de estos aspectos del pensamiento. Los síntomas de esta etapa se denominan «corticales» porque estas funciones del cerebro se encuentran en las capas externas del cerebro, la corteza. Quienes alcanzan esta etapa no pueden vivir de forma independiente.

Lenguaje. Las personas con la enfermedad de Alzheimer pueden desarrollar problemas tanto para expresarse con palabras como para comprender lo que se les dice. Estas deficiencias del lenguaje se denominan médicamente «afasia». Son similares a lo que ocurre cuando se sufre un derrame cerebral u otra lesión en el área del lenguaje del cerebro.

Las dificultades en el lenguaje hacen que a las personas les cueste expresar lo que quieren decir. Quienes sufren de afasia a veces dicen palabras que no quieren o que no tienen sentido, o bien se muestran incapaces de expresar lo que desean. La afasia puede provocar la incapacidad de responder a preguntas con precisión. Por ejemplo, es posible que la persona no sea capaz de decir que tiene dolor o de describir cuánto y dónde le duele.

La comunicación con una persona que tiene dificultades para expresarse y comprender el lenguaje hablado a menudo puede mejorarse:

- Hablando con frases cortas en lugar de frases largas y complejas.
- Repitiendo de forma concisa lo que esa persona ha dicho o preguntado.
- Utilizando la comunicación no verbal, como las señales visuales (por ejemplo, señalar con el dedo) y el tacto.
- Pidiéndole que realice una tarea cada vez, en lugar de hacerle peticiones que impliquen varios pasos.

Quienes no son capaces de entender lo que se les dice tendrán dificultades para seguir instrucciones. La presencia de dificultades lingüísticas puede comprobarse pidiendo a la persona que haga una tarea que implique varios pasos. Por ejemplo, si se le pide «Por favor, lleva los platos a la cocina y trae el postre», es posible que siga un paso pero no el otro, o que se limite a mirar fijamente a la persona que le ha hecho la petición.

La comunicación con quien tiene una discapacidad del lenguaje a menudo puede mejorarse hablando con frases cortas en lugar de frases largas y complejas; repitiendo de forma sucinta lo que se ha dicho o preguntado (por ejemplo, diciendo «Vamos a comer» en lugar de «Es la hora de comer. Vamos a la cocina a por la comida»); utilizando la comunicación no verbal, como las señales visuales (por ejemplo, señalar con el dedo) y el tacto; y pidiendo a la persona que realice una tarea cada vez, en lugar de hacerle peticiones que impliquen varios pasos. Los logopedas, psicólogos, enfermeros y médicos pueden ayudar con las formas de mejorar la comunicación en estos casos.

Praxis. La palabra «apraxia» se refiere a la incapacidad para realizar una actividad física (motora) aprendida, aunque la fuerza y la sensibilidad sean normales. Algunos ejemplos son la dificultad para vestirse, cocinar, bañarse y utilizar los cubiertos. Al igual que todos los síntomas de la enfermedad de Alzheimer, estas deficiencias se desarrollan gradualmente. Es posible que la persona aún sea capaz de realizar partes de la actividad, pero no los aspectos más complejos. Por ejemplo, alguien puede ser capaz de ponerse los pantalones o una blusa, pero no el cinturón o el sujetador, o mostrarse incapaz de utilizar una cremallera.

Al observar a una persona con apraxia, a menudo se puede deducir qué cosas puede hacer por sí misma y en qué necesita ayuda. Si alguien tiene dificultades para vestirse, es preciso observar si puede ponerse los pantalones, pero no el cinturón, por ejemplo. El objetivo de ayudar a las personas con capacidades limitadas es maximizar su independencia y, al mismo tiempo, ayudarles a afrontar aquellas tareas que no pueden hacer por sí mismas. Por ejemplo, una persona que tiene dificultades para utilizar los cubiertos perderá gradualmente estas habilidades a lo largo de meses o años. La tarea más compleja es el uso del cuchillo, mientras que la más sencilla es utilizar una cuchara. Para las personas que tienen dificultades para usar un cuchillo, pero que aún pueden usar otros cubiertos, cortar la comida en la cocina antes de llevarla a la mesa y poner la mesa solo con un tenedor y una cuchara les permitirá alimentarse por sí mismas. Esto hace que sean totalmente independientes. Como no ven un cuchillo en su sitio, les ayudas a evitar el cubierto con el que tienen dificultades.

Hablar con las personas sobre las tareas que les resultan difíciles, es decir, explicarles cada paso a medida que lo hacen puede tranquilizarlas y permitirles aceptar ayuda para vestirse, bañarse, levantarse de una silla y alimentarse.

Percepción visual. Las personas con la enfermedad de Alzheimer desarrollan gradualmente dificultades en varios aspectos de la percepción visual. Estas deficiencias se denominan «agnosias». Algunas personas con agnosia son incapaces de reconocer rostros o lugares familiares. Otras son incapaces de observar más de una cosa a la vez cuando tienen varios objetos delante de ellas. Por ejemplo, pueden decir que solo hay guisantes en un plato cuando también hay otros alimentos. Quienes padecen agnosia pueden reconocer a otras personas por su voz, pero no al mirarlas.

> **El objetivo de ayudar a las personas con capacidades mermadas es permitirles hacer todo lo que puedan por sí mismas, al tiempo que se les ayuda a lograr lo que no pueden hacer.**

No poder reconocer lugares familiares significa que la persona nunca puede saber si se encuentra en un lugar conocido o no. Es una fuente común de angustia para quienes sufren demencia. Involucrar a la persona en una conversación, abrazarla y ayudarla a participar en actividades que pueda disfrutar hace que se sienta conectada a pesar de tener la sensación de no saber dónde se encuentra.

Etapa 3. Enfermedad de Alzheimer grave (deterioro físico)

En esta etapa, los problemas para caminar, controlar la micción y las deposiciones y tragar se desarrollan de forma gradual, aunque no necesariamente todas. De hecho, no es posible determinar quién las desarrolla y quién no.

Las personas con síntomas de esta etapa necesitan más apoyo físico. Es posible que requieran de ayuda para ir al baño y caminar. A medida que la etapa avanza, es posible que sea necesario cortar los alimentos en trozos muy pequeños o hacerlos puré para facilitar la deglución. Las caídas empiezan a ser comunes y algunas personas pierden la capacidad de caminar.

P. 8. ¿Cómo funcionan las exploraciones cerebrales? ¿Pueden detectar la demencia y sus causas específicas?

R. 8. Las tomografías cerebrales se basan en una variedad de partículas atómicas para visualizar la sustancia del cerebro. Las radiografías estándar pueden distinguir los huesos del tejido blando y líquidos, pero no muestran el tejido cerebral, ya que el cerebro está compuesto principalmente por agua.

Las tomografías computarizadas del cerebro toman múltiples imágenes de rayos X desde diferentes ángulos. A continuación, un programa informático recoge la información y genera una imagen del tejido blando del cerebro y de los huesos del cráneo.

Las resonancias magnéticas utilizan un imán para generar un campo magnético muy breve y potente. Esto «alinea» las moléculas de agua del cuerpo y da como resultado una imagen que se puede capturar en la pantalla de un ordenador. Las resonancias magnéticas permiten visualizar directamente el tejido cerebral, el flujo sanguíneo y las células cerebrales en actividad.

Ni las tomografías computarizadas ni las resonancias magnéticas pueden diagnosticar la enfermedad de Alzheimer. Pueden detectar accidentes cerebrovasculares antiguos y recientes, tumores cerebrales, abscesos cerebrales, hidrocefalia normotensiva y hematomas subdurales (acumulaciones de sangre entre el revestimiento del cerebro y el tejido cerebral que presionan el cerebro y causan determinados síntomas). Pueden detectar encogimiento en áreas específicas del cerebro, pero esto no es lo suficientemente específico como para hacer un diagnóstico.

Las tomografías PET funcionan con sustancias químicas radiactivas que se unen a algún otro compuesto de interés y que se inyectan en el torrente sanguíneo de una persona. Estos compuestos radiactivos emiten una partícula llamada «positrón», que permite la conversión en imágenes.

Las tomografías PET con glucosa (fluorodesoxiglucosa o FDG) pueden detectar patrones distintivos de disminución del metabolismo cerebral compatibles con la enfermedad de Alzheimer y la demencia lobular frontotemporal.

La enfermedad de Alzheimer se caracteriza por (a) la presencia de síntomas de demencia y (b) la presencia de neuronas que contienen beta amiloide o tau, o ambas, denominadas «ovillos neurofibrilares», con un resultado positivo en la prueba de beta amiloide o tau, basada en un análisis de sangre, un análisis del líquido cefalorraquídeo o una tomografía por emisión de positrones (PET).

Las tomografías SPECT utilizan partículas radiactivas llamadas «fotones». Las imágenes son menos detalladas que las producidas por las tomografías PET y cuestan menos. Se utilizan para diagnosticar la demencia con cuerpos de Lewy y la demencia de la enfermedad de Parkinson.

P. 9. ¿Existen análisis de sangre o del líquido cefalorraquídeo que puedan ayudar a diagnosticar la enfermedad de Alzheimer?

R. 9. En los últimos años, la ciencia ha identificado proteínas en la sangre y el líquido cefalorraquídeo que pueden diagnosticar con precisión la enfermedad de Alzheimer si la persona también presenta síntomas de deterioro cognitivo. Los científicos están estudiando si la presencia de estos denominados biomarcadores puede identificar a las personas con riesgo de desarrollarla en el futuro. Sin embargo, actualmente se desconoce si todas las personas que tienen una función cognitiva normal pero dan positivo en los análisis de sangre, los análisis del líquido cefalorraquídeo o las tomografías PET con amiloide acabarán desarrollando la enfermedad de Alzheimer. Por este motivo, estas pruebas solo deben realizarse si la persona presenta signos de deterioro cognitivo cuando la examina un facultativo.

P. 10. ¿Existen pruebas específicas para diagnosticar las demás formas de demencia?

R. 10. Cada una de las demás formas o causas de demencia tiene un cuadro clínico distinto que difiere de la enfermedad de Alzheimer. Es poco probable que se trate de esta enfermedad cuando los síntomas aparecen de forma repentina, no empeoran con el tiempo, se manifiestan por primera vez al comenzar un nuevo tratamiento farmacológico o solo llevan presentes varios meses. Se suele sospechar que se trata de un trastorno distinto de la enfermedad de Alzheimer si hay debilidad, pérdida de sensibilidad, inestabilidad, somnolencia persistente o alucinaciones.

Para detectar ciertas enfermedades médicas que causan síntomas de demencia, se extrae sangre como parte de la evaluación. Entre estas patologías se encuentran la deficiencia de vitamina B12 y las enfermedades de la tiroides, los riñones, el hígado y las glándulas suprarrenales. Los análisis de sangre pueden detectar causas tóxicas e infecciosas de demencia que pueden tratarse. Algunas causas poco comunes de demencia, como los anticuerpos dirigidos contra el tejido cerebral o las infecciones causadas por bacterias, virus y priones, tienen análisis específicos de sangre o líquido cefalorraquídeo que el médico puede solicitar si sospecha de ellas. Se pueden medir los niveles en sangre de ciertos medicamentos. Si el nivel es demasiado alto, el medicamento puede estar causando el deterioro cognitivo. Con todo, estas causas reversibles de demencia son muy poco comunes.

La tomografía computarizada y la resonancia magnética pueden identificar accidentes cerebrovasculares (deterioro cognitivo vascular), tumores cerebrales y hematomas subdurales, y sugerir la posibilidad de hidrocefalia normotensiva.

P. 11. ¿El deterioro cognitivo leve (DCL) entra dentro de la categoría de demencia? ¿Cuál es la probabilidad de que una persona con DCL desarrolle una demencia?

R. 11. El DCL se considera una afección intermedia entre el envejecimiento normal y la demencia. La evaluación de ambos es la misma, pero en el caso del DCL:

- la persona puede presentar un deterioro en un solo aspecto de la cognición;

- el deterioro en ese aspecto no ha de ser tan grave como el que se observa en la demencia, pero es mayor que el que se observa en el envejecimiento normal;

- es posible que la persona no experimente ningún deterioro en su día a día.

La definición técnica del DCL requiere que la persona presente un deterioro de entre 1,5 y 2 desviaciones estándar en una prueba de rendimiento cognitivo en comparación con personas de edad y nivel educativo similares. Esto indica una probabilidad del 30 % al 65 % de que el deterioro sea significativo, en comparación con la probabilidad del 95 % que se requiere para diagnosticar la demencia.

Cada año, alrededor del 10 % de las personas con DCL desarrollan demencia después de que se les haya diagnosticado. Esto significa que alrededor del 50 % de las personas con un diagnóstico de DCL cumplirán los criterios para la demencia al quinto año tras el diagnóstico. Las personas con DCL que desarrollan demencia suelen tener la enfermedad de Alzheimer como causa subyacente, pero el DCL también puede ser el síntoma más temprano de otras enfermedades que causan demencia de progresión lenta, como el deterioro cognitivo vascular, la demencia con cuerpos de Lewy y la demencia de la enfermedad de Parkinson. Alrededor del 25 % de las personas que cumplen los criterios que se ajustan al DCL vuelven a la normalidad un año después.

P. 12. Llevé a mi esposa a un centro de evaluación de la memoria en nuestra localidad y recomendaron realizarle pruebas neuropsicológicas, cuyo precio es elevado. ¿Deberíamos hacerlo?

R. 12. Hay dos niveles de pruebas cognitivas. Los médicos de cabecera, neurólogos, geriatras y psiquiatras administran pruebas cognitivas breves que duran entre cinco y diez minutos. Con ellas se evalúan las capacidades de memoria, función ejecutiva, percepción y lenguaje (véase la pregunta 7).

Los neuropsicólogos administran baterías de pruebas más detalladas y completas que las pruebas breves que realizan los demás facultativos. Los resultados de estas pruebas pueden ser muy útiles para distinguir el envejecimiento normal de los primeros signos de deterioro cognitivo leve (DCL) y demencia (véase la pregunta 2). Las pruebas en profundidad son útiles cuando una persona tiene (o se sospecha que tiene) depresión, ya que ciertas pruebas pueden ayudar a distinguir un trastorno del estado de ánimo de otro de índole cognitiva o sugerir que se sufren ambos. Las pruebas neuropsicológicas también son útiles para identificar qué aspectos de la cognición se mantienen y cuáles están afectados. Esta determinación puede ayudar a identificar una causa específica de demencia.

Las pruebas neuropsicológicas son especialmente útiles en situaciones poco habituales, por ejemplo, cuando alguien es joven, tiene problemas en el trabajo o experimenta síntomas cuya causa desconoce. Aunque las pruebas no puedan distinguir entre el envejecimiento normal y los primeros síntomas de DCL o demencia, proporcionan datos de referencia con los que se pueden comparar otras pruebas posteriores.

P. 13. A mi madre su médico de cabecera le ha diagnosticado deterioro cognitivo vascular. ¿Tan importante es conocer cuál es la causa de la demencia?

R. 13. La demencia por enfermedad vascular cerebral es la causa más difícil de diagnosticar con precisión. Incluso cuando los expertos en demencia diagnostican un deterioro cognitivo vascular, se equivocan entre el 25 % y el 50 % de las veces si se utiliza la autopsia como estándar. En la mayoría de los casos, el diagnóstico correcto es la enfermedad de Alzheimer. Sin embargo, en la última década ha quedado claro que la relación entre esta enfermedad y la demencia vascular es compleja. Hay comorbilidad con más frecuencia de lo que cabría esperar. Esto ha llevado a muchos expertos a concluir que la enfermedad vascular cerebral probablemente contribuye al desarrollo de la enfermedad de Alzheimer.

El deterioro cognitivo vascular se diagnostica con mayor precisión cuando hay signos de accidente cerebrovascular previo en un examen neurológico, así como evidencia de uno o más accidentes cerebrovasculares en una resonancia magnética cerebral o una tomografía computarizada. Sin embargo, algunos médicos realizan el diagnóstico cuando hay evidencia, en una resonancia magnética cerebral, de cambios compatibles con una enfermedad vascular cerebral sin evidencia de accidente cerebrovascular. Creo que cualquier persona con un diagnóstico de demencia vascular probable debe ser evaluada para detectar la enfermedad de Alzheimer y que se deben considerar los tratamientos para la enfermedad de Alzheimer, ya que ambas enfermedades podrían estar presentes.

Considero importante obtener un diagnóstico lo más preciso posible. Si el diagnóstico es deterioro cognitivo vascular y se pueden prevenir futuros accidentes cerebrovasculares, entonces la persona no sufrirá un deterioro. Algunas causas de demencia, como la hidrocefalia normotensiva (HNT) (véase la pregunta 91) y el hematoma subdural crónico, pueden tratarse quirúrgicamente. Un diagnóstico preciso también determina si se deben prescribir medicamentos contra la enfermedad de Alzheimer o para tratar los síntomas cognitivos de la enfermedad de Parkinson. Obtener un diagnóstico preciso ayuda a predecir la aparición futura de nuevos síntomas, información que es importante para planificar los cuidados.

P. 14. ¿Qué es la demencia con cuerpos de Lewy? ¿Cómo se diagnostica y se trata?

R. 14. La demencia con cuerpos de Lewy (DCL) se identificó como una causa común de demencia en la década de 1980. El cuerpo de Lewy es el sello patológico microscópico de la enfermedad de Parkinson. Cuando alguien sufre la enfermedad de Parkinson, generalmente se observa en un área muy específica del cerebro la «sustancia negra», llamada así porque normalmente tiene un aspecto oscuro.

La DCL se identificó por primera vez cuando un grupo de médicos de Inglaterra observó que algunos pacientes a los que en vida les habían diagnosticado la enfermedad de Alzheimer presentaban cuerpos de Lewy en la capa externa del cerebro, la corteza, durante la autopsia. Cuando estos médicos revisaron el historial médico de estos pacientes, se dieron cuenta de que casi todos ellos presentaban alucinaciones visuales y párkinson leve (es decir, síntomas similares a los de la enfermedad de Parkinson), normalmente en una fase muy temprana de la enfermedad.

La DCL se diagnostica cuando la demencia y los síntomas similares al párkinson se desarrollan en el plazo de un año. Alrededor del 85 % de las personas con DCL experimentan alucinaciones visuales. La gammagrafía SPECT del transportador de dopamina (gammagrafía DAT) es anómala en la demencia con cuerpos de Lewy.

P. 15. ¿La enfermedad de Parkinson causa demencia?

R. 15. Los expertos debatían sobre esta cuestión antes de que existieran tratamientos eficaces para la enfermedad de Parkinson, ya que era difícil distinguir entre la ralentización y el habla características de la enfermedad de Parkinson y los cambios propios en la cognición de quienes sufren demencia. Gracias a su gran eficacia, los tratamientos farmacológicos para la enfermedad de Parkinson han mejorado drásticamente la calidad de vida, han disminuido los síntomas motores y han prolongado la esperanza de vida, pero también han revelado que la mitad o más de las personas con la enfermedad desarrollan un deterioro cognitivo en algún momento. Esto se conoce como demencia de la enfermedad de Parkinson.

Muchas personas con la enfermedad de Parkinson no desarrollan deterioro cognitivo, incluso después de años de síntomas físicos. Pero algunas también desarrollan la enfermedad de Alzheimer, ya que ambas enfermedades son comunes a medida que las personas envejecen. Quienes padecen demencia de la enfermedad de Parkinson tienen dificultades para acceder a lo que saben y problemas tempranos con la percepción visual. Sin embargo, si se les da tiempo, muchos de ellos son capaces de dar respuestas correctas o realizar determinadas actividades. En estos casos no se trata de demencia, sino de lentitud.

La demencia de la enfermedad de Parkinson se diagnostica cuando alguien ha padecido la enfermedad durante más de un año antes de que aparezcan los síntomas de la demencia. Las personas con demencia de la enfermedad de Parkinson suelen presentar deterioro de la memoria, la función ejecutiva y la percepción, pero no del lenguaje ni de la praxis (véase la pregunta 8 para obtener más información sobre estos síntomas). La gammagrafía SPECT del transportador de dopamina (gammagrafía DAT) es anómala tanto en la enfermedad de Parkinson como en la demencia de la enfermedad de Parkinson (véase la pregunta 8).

> La enfermedad de Parkinson puede provocar una ralentización mental y física, pero no tiene por qué tratarse de demencia.

P. 16. ¿Qué es la demencia frontotemporal? ¿Qué son las taupatías?

R. 16. La demencia frontotemporal (DFT), también llamada demencia lobular frontotemporal (DLFT), aglutina un grupo de enfermedades con síntomas clínicos diferentes, pero con anomalías microscópicas similares. Se encuentran anomalías distintivas en la tomografía por emisión de positrones con glucosa (FDG) y en la resonancia magnética.

El nombre de la enfermedad deriva de la ubicación principal de las anomalías cerebrales. La DFT comienza en los lóbulos frontales, los lóbulos temporales o ambos. Por el contrario, la enfermedad de Alzheimer se origina en estructuras más profundas del cerebro y presenta anomalías en los lóbulos parietales visibles en la tomografía por emisión de positrones (PET).

En las primeras etapas de la DFT, los síntomas suelen dividirse en dos categorías. La «variante lingüística» de la DFT comienza con dificultades para expresar o comprender el lenguaje hablado. En algunas formas de esta variante, las personas son conscientes de sus dificultades para hablar y se frustran, pero en otras formas no lo son.

La «variante conductual» de la DFT comienza en los lóbulos frontales, la parte del cerebro que controla la función ejecutiva, los aspectos del pensamiento que supervisan, controlan y coordinan la función cognitiva (véase la pregunta 8). Una función ejecutiva intacta es la base de la flexibilidad mental y la comprensión de las señales sociales.

Dada la complejidad y sutileza de esta función, no es de extrañar que los síntomas puedan ser difíciles de detectar al comienzo de la enfermedad. Las primeras manifestaciones del deterioro de la función ejecutiva incluyen apatía (dificultad para iniciar actividades), inflexibilidad en situaciones exigentes, lenguaje o comportamiento socialmente inapropiado, gastos inadecuados y dificultad para cumplir con las exigencias del trabajo, el mantenimiento de la casa o el pago de impuestos y facturas.

La memoria suele permanecer intacta tanto en la variante lingüística como en la conductual ante una DFT, al menos durante los primeros años de la enfermedad. Este es un ejemplo de por qué la pérdida de memoria no es un condicionante

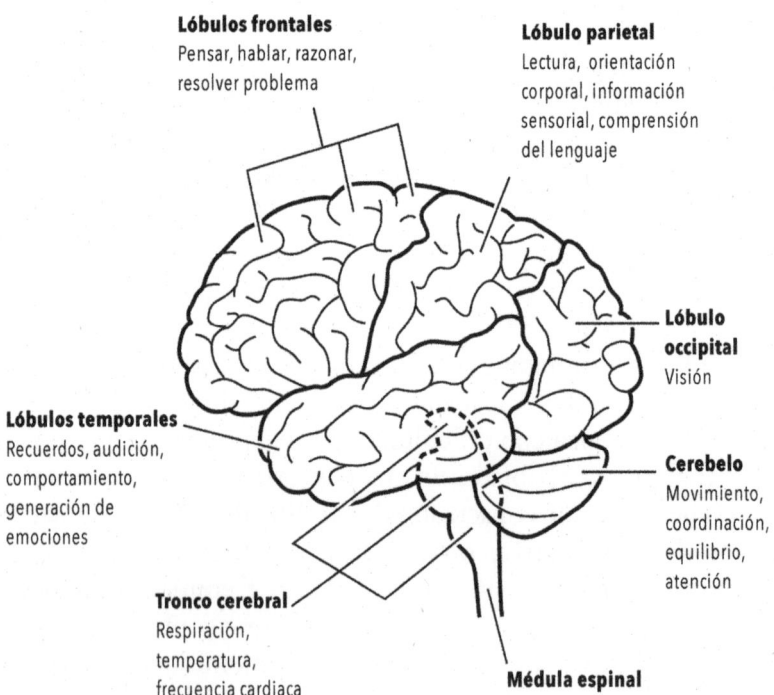

Lóbulos frontales
Pensar, hablar, razonar, resolver problema

Lóbulo parietal
Lectura, orientación corporal, información sensorial, comprensión del lenguaje

Lóbulo occipital
Visión

Lóbulos temporales
Recuerdos, audición, comportamiento, generación de emociones

Cerebelo
Movimiento, coordinación, equilibrio, atención

Tronco cerebral
Respiración, temperatura, frecuencia cardiaca

Médula espinal

Los lóbulos del cerebro

para diagnosticar la demencia. Sin embargo, con el tiempo, las personas con DFT suelen desarrollar síntomas de ambas variantes.

En la actualidad, alrededor de un tercio de las personas con DFT tienen una causa genética de su enfermedad.

En la autopsia, la DFT se caracteriza microscópicamente por el depósito de proteína tau, la pérdida de células en los lóbulos frontales o temporales, o ambos, y un patrón denominado «degeneración granulovacuolar». Algunas personas con DFT también presentan cuerpos de Pick (otra anomalía microscópica, descrita por primera vez por el Dr. Alzheimer en 1911) o la proteína anómala TDP-43, o ambos.

El término «taupatía» se utiliza para referirse a cualquier enfermedad caracterizada por depósitos de proteína tau visibles al microscopio. Además de la DFT, una de estas enfermedades es la «parálisis supranuclear progresiva». Las personas que la padecen sufren de rigidez, se les curva el cuello hacia atrás, se mueven y piensan con lentitud y pierden la capacidad de mover los ojos voluntariamente. La degeneración cortical ganglionar basal es otra taupatía. Las personas que la padecen son incapaces de reconocer o utilizar un brazo o una pierna, aunque no haya signos de debilidad en la extremidad.

P. 17. ¿Qué es la angiopatía amiloide? A mi padre le diagnosticaron esta enfermedad el año pasado, con 51 años, y ya no puede vivir solo.

R. 17. La angiopatía amiloide cerebral (AAC) es una enfermedad resultante de accidentes cerebrovasculares que, repetidos, provocan demencia. Está causada por el depósito de la proteína beta amiloide a lo largo de las paredes de los vasos sanguíneos del cerebro. Estos depósitos debilitan las paredes de los vasos y provocan su rotura. La hemorragia cerebral resultante se denomina «accidente cerebrovascular hemorrágico».

La AAC suele desarrollarse en la mediana edad. Debido a que han sufrido múltiples accidentes cerebrovasculares, las personas con AAC a menudo acaban siendo incapaces de cuidar de sí mismas en pocos años.

Algunas personas con la enfermedad de Alzheimer también presentan depósitos de amiloide a lo largo de los vasos sanguíneos más pequeños del cerebro. Esta podría ser una de las razones por las que la enfermedad de Alzheimer y la demencia vascular se dan juntas con más frecuencia de la que cabría esperar.

Mantener una baja presión arterial no previene el sangrado en el cerebro. Aún no se ha determinado si los medicamentos que reducen el amiloide disminuyen el riesgo de AAC y los accidentes cerebrovasculares posteriores.

P. 18. ¿Qué es la encefalopatía traumática crónica?

R. 18. Se sabe desde hace más de un siglo que los boxeadores tienen un mayor riesgo de desarrollar demencia. Hace más de sesenta años, los estudios de autopsias cerebrales de boxeadores revelaron la presencia de ovillos neurofibrilares, una de las anomalías que se observan en la enfermedad de Alzheimer. En el pasado, esta demencia se denominaba «demencia pugilística» debido a su asociación con el boxeo, pero ahora se conoce como «encefalopatía traumática crónica» (ETC).

La ETC ha recibido mucha atención en los últimos años porque parece estar asociada con traumatismos craneales repetidos en deportistas que practican fútbol americano, hockey sobre hielo y fútbol. Cada vez hay más pruebas de que las personas que han sufrido conmociones cerebrales y traumatismos craneales repetidos en cualquier contexto también corren un mayor riesgo. En la autopsia, que actualmente es la única forma de confirmar el diagnóstico, se encuentran depósitos de la proteína tau en las partes profundas de los pliegues del cerebro.

La relación entre estos trastornos y la enfermedad de Alzheimer no está clara. En la actualidad se está estudiando. Tanto la ETC como la enfermedad de Alzheimer se caracterizan por la presencia de depósitos de tau, pero están ubicados en diferentes lugares del cerebro. Las personas que mueren de enfermedad de Alzheimer también presentan placas amiloides (véase la pregunta 25) en la autopsia, lo que no ocurre en la ETC. El deterioro de la memoria suele ser el primer síntoma de la enfermedad de Alzheimer, pero puede que no lo sea en el caso de padecer ETC. Dado que se ha estudiado a muchas menos personas con esta última enfermedad, en la actualidad es difícil hacer afirmaciones generales acerca de ella. Se cree que los primeros síntomas de la ETC están relacionados con daños que afectan directa o indirectamente a los lóbulos frontales. Se cree que los primeros síntomas incluyen irritabilidad, apatía, cambios de personalidad y deterioro de la capacidad de juicio.

P. 19. ¿El alcohol u otras drogas pueden causar demencia?

R. 19. El consumo prolongado y excesivo de alcohol puede afectar directamente al funcionamiento de las células cerebrales, pero no todos los expertos coinciden en que pueda causar por sí solo un deterioro cognitivo permanente. Parte de la dificultad para demostrar la causa radica en que los grandes consumidores de alcohol también corren un mayor riesgo de sufrir deterioro cognitivo debido a una deficiencia nutricional y un alto riesgo de sufrir una lesión cerebral traumática por una caída, un golpe en la cabeza o un accidente automovilístico. Algunas personas con demencia asociada al alcohol mejoran cognitivamente si dejan de beber, pero otras no.

Se ha demostrado que el consumo intensivo de marihuana a largo plazo provoca deterioro cognitivo en algunas personas. Las drogas sedantes, como los opiáceos (incluidas la morfina, la heroína y la codeína), pueden disminuir la respiración y provocar la muerte de las células cerebrales por falta de oxígeno. Las drogas sedantes benzodiazepínicas (incluidos el Valium, el Xanax y el Ativan) pueden causar incapacidad para formar nuevos recuerdos, lo que a menudo es reversible si se suspende su consumo. Las dosis altas de benzodiazepinas pueden reducir la respiración y provocar una falta de oxígeno, lo que mata células cerebrales y da lugar a demencia. Los compuestos orgánicos volátiles que se inhalan (como la gasolina, la pintura en aerosol y los disolventes) pueden dañar de forma permanente la función de las células cerebrales y provocar deterioro cognitivo, dificultad para hablar y falta de equilibrio.

Muchos medicamentos recetados y de venta libre pueden afectar a la memoria y causar deterioro cognitivo. Entre ellos se incluyen antihistamínicos como el Benadryl (difenhidramina) y medicamentos para tratar las siguientes afecciones: hipertensión arterial, arritmias cardiacas, dolor (incluidos opiáceos y fármacos antiinflamatorios no esteroideos, como el ibuprofeno y el naproxeno), infecciones bacterianas (incluidas la penicilina y la ciprofloxacina), infecciones virales, depresión, enfermedades mentales y psicóticas, rigidez y tensión muscular, afecciones respiratorias, insomnio, convulsiones y enfermedad de Parkinson. Los esteroides pueden causar deterioro del pensamiento. Se cree que algunos medicamentos usados en tratamientos de quimioterapia causan dificultades cognitivas (conocidas como «cerebro quimioterapéutico»), pero aún no se ha demostrado fehacientemente. Además, las interacciones entre estos y otros medicamentos pueden causar deterioro cognitivo. Estos efectos secundarios de los medicamentos pueden desaparecer si se suspende el medicamento causante. La mayoría de estos fármacos también pueden causar delirio, un trastorno a menudo reversible que se caracteriza por un deterioro cognitivo y una incapacidad para prestar atención (véase la pregunta 69). Si se puede suspender el medicamento causante, la recuperación es habitual, pero, si existe otra causa subyacente de demencia, el deterioro cognitivo no se resolverá por completo.

> Muchos medicamentos recetados y de venta libre pueden afectar a la formación de la memoria y causar deterioro cognitivo. Estos efectos secundarios pueden desaparecer si se suspende el fármaco causante.

P. 20. ¿Qué es LATE? Mi esposa tiene 83 años y su médico cree que esta puede ser la causa de su demencia.

R. 20. La enfermedad conocida como LATE (encefalopatía TDP-43 de aparición tardía, por sus siglas en inglés) se reconoció por primera vez en la década de 2010, a medida que se realizaban autopsias a más personas mayores de 80 años. Se caracteriza por la acumulación de una proteína llamada TDP-43, que se une al ADN. Se están llevando a cabo numerosos análisis de sangre y líquido cefalorraquídeo, pero actualmente no existen pruebas ni criterios específicos para su diagnóstico. El deterioro de la memoria suele ser el síntoma más temprano, por lo que es clínicamente similar a la enfermedad de Alzheimer, pero las personas diagnosticadas con LATE no presentan beta amiloide ni tau en el cerebro.

P. 21. ¿Deberíamos pedir la autopsia cerebral de mi madre, a quien le diagnosticaron demencia con cuerpos de Lewy?

R. 21. Las autopsias cerebrales son una opción para las personas que en su día se inscribieron en estudios de investigación que realizan un seguimiento a lo largo del tiempo, pero, en otros casos, son difíciles de obtener. La mayoría de los centros de investigación de la enfermedad de Alzheimer no necesitan más material de autopsias. En muchos centros carecen de expertos en neuropatología, la especialidad que se encargaría de dicho examen. La mayoría de los programas de investigación tienen una capacidad limitada para prestar este servicio, por lo que la realización de una autopsia conlleva un coste significativo.

Sin embargo, es cierto que la autopsia es la forma definitiva y más precisa de identificar la causa o causas de la demencia, incluso con el actual desarrollo de los análisis de sangre, del líquido cefalorraquídeo y de los escáneres cerebrales. Como médico, en la actualidad sé que debo continuar mi formación en lo que concierne a las autopsias. A menudo he atribuido erróneamente la demencia a una causa equivocada y he aprendido de mis errores. Las autopsias suelen revelar que en las personas de edad muy avanzada hay múltiples causas. La autopsia mejora la capacidad de los médicos para realizar un diagnóstico correcto en los miembros de la familia de la persona fallecida. Esto puede ser importante para las personas de las generaciones venideras, ya que podría servir para recomendar un tratamiento preventivo durante muchos años, antes de que la enfermedad pueda aparecer.

3.

¿Qué causa la demencia?

¿Qué causa la enfermedad de Alzheimer?

P. 22. ¿La demencia es simplemente envejecimiento acelerado?

R. 22. En mi opinión, hay muchas razones para distinguir entre el envejecimiento normal y la enfermedad de Alzheimer, pero desde un punto de vista científico la distinción aún no se ha demostrado por completo.

Sabemos que hay muchas personas que viven hasta los 90 años e incluso más allá de los 100 y que no presentan síntomas de demencia. También sabemos que, como grupo, el cerebro de las personas con demencia es diferente del de quienes no padecen demencia en ningún momento de su vida. Además, el leve deterioro a la hora de encontrar las palabras adecuadas y la velocidad de rendimiento que acompaña a un envejecimiento natural es diferente de la disminución de la capacidad para aprender nueva información y organizar la vida diaria que caracteriza a la mayoría de las personas con deterioro cognitivo leve y alzhéimer en fase inicial.

Todas las personas mayores de 85 años tienen depósitos de tau en el cerebro y muchos de quienes han dado negativo en pruebas cognitivas realizadas uno o dos años antes de su muerte presentan tau y otras anomalías patológicas, como placas neuríticas, pequeños accidentes cerebrovasculares, cuerpos de Lewy, TDP-43 (véase la pregunta 20) y cicatrices en el hipocampo. Algunas personas aluden a estos hallazgos como prueba a favor de la idea de que la demencia se desarrolla a partir de un proceso de envejecimiento. En los últimos años, los científicos han descubierto que el envejecimiento está asociado con una mayor probabilidad de desarrollar mutaciones genéticas que pueden causar cáncer, por lo que sin duda es un proceso asociado al envejecimiento. Lo mismo podría decirse de las anomalías proteicas que subyacen a las demencias neurodegenerativas progresivas, como la enfermedad de Alzheimer, la demencia con cuerpos de Lewy, la enfermedad de Parkinson, la demencia de la enfermedad de Parkinson, las taupatías y la LATE. Es decir, a medida que envejecemos, aumenta la probabilidad de que se desarrollen formas anormales de ciertas proteínas cerebrales. Si estas proteínas anormales se extienden lentamente por todo el cerebro, se produce la demencia. Se trata solo de una hipótesis, pero ayudaría a explicar la fuerte asociación entre el envejecimiento y el riesgo de desarrollar demencia.

P. 23. ¿La enfermedad de Alzheimer es hereditaria?

R. 23. La respuesta a esta pregunta es compleja. Todas las personas que heredan una anomalía en uno de los tres genes denominados PS1, PS2 y APP (proteína precursora amiloide, por sus siglas en inglés) desarrollan la enfermedad de Alzheimer, casi siempre antes de los 65 años. Estos genes son muy raros en la población y solo representan entre el 1 % y el 2 % de todos los casos de enfermedad de Alzheimer.

Entre el 50 % y el 60 % del riesgo de desarrollar la forma común de aparición tardía de la enfermedad de Alzheimer está asociado a más de setenta y cinco genes. Aquí es donde la genética se vuelve muy compleja y no se llega a comprender del todo.

Uno de estos genes, llamado «APOE», contribuye aproximadamente a la mitad de este riesgo. La otra mitad la aportan los setenta y cinco genes asociados restantes.

El gen APOE tiene tres formas, denominadas 2, 3 y 4. Cada una de ellas se considera una variante «normal» del gen. Dado que heredamos una copia del gen APOE de cada progenitor, podemos tener una de las seis combinaciones posibles. Esto significa que cada uno de nosotros es 2/2, 2/3, 2/4, 3/3, 3/4 o 4/4.

La forma 4 del gen (denominada «APOE4» o «APOE ε4») aumenta el riesgo de desarrollar la enfermedad de Alzheimer. Las personas que son 2/4 o 3/4 tienen un riesgo entre dos veces y media y tres veces mayor de desarrollar la enfermedad de Alzheimer que las personas que no tienen la forma 4 del gen APOE. Una persona que hereda dos copias del gen 4 (4/4) tiene un riesgo aproximadamente doce veces mayor de desarrollar la enfermedad de Alzheimer que alguien que no tiene ninguna copia de la forma 4 del gen. Existen pruebas sólidas de que la forma 2 del gen reduce el riesgo de desarrollar la enfermedad.

Sorprendentemente, el gen APOE4 no es determinante al cien por cien. Se ha identificado a varias personas muy mayores que tienen dos copias del gen APOE4 y no padecen la enfermedad de Alzheimer.

Si entre la mitad y dos tercios del riesgo de desarrollar la enfermedad de Alzheimer es genético, entonces aproximadamente un tercio es no genético o ambiental. Esto demuestra que es un error pensar que lo que ocurre en la vida es, de manera categórica, «genético» o «ambiental». Esta idea solía generar el debate «naturaleza frente a crianza» o «genes frente a entorno». Resulta que la mayoría de las enfermedades comunes no siguen este modelo excluyente. Más bien, la mayoría de las enfermedades son causadas por interacciones entre factores de riesgo genéticos y factores de riesgo ambientales. Se trata de una comprensión totalmente nueva de muchas enfermedades. Así que se necesita mucha investigación para explicar cómo esas interacciones causan la enfermedad de Alzheimer.

P. 24. ¿Debería someterme a pruebas genéticas si mi madre padece la enfermedad de Alzheimer?

R. 24. Si uno de tus padres, hermanos o hermanas (todos ellos familiares de primer grado) tiene un diagnóstico clínico de la enfermedad de Alzheimer, entonces tu riesgo de desarrollarla es entre dos veces y media y tres veces mayor que el de alguien cuyos padres y hermanos no la han desarrollado.

Es fácil obtener pruebas genéticas a través de kits de venta libre, como 23andMe. Sin embargo, antes de hacerlo, debes comprender lo que estas pruebas pueden y no pueden decirte. La mejor fuente de información sobre las pruebas genéticas es un asesor genético cualificado, pero la mayoría de las personas no tienen acceso a este tipo de expertos o no creen que sea necesario solicitar su asesoramiento. En los siguientes párrafos, intentaré simplificar lo que es un tema muy complejo.

Si la demencia de tu familiar comenzó antes de los 60 años, es posible que desees realizarte las pruebas para detectar las mutaciones PS1, PS2 y APP descritas al principio de la pregunta 23. Como también se menciona en esa misma pregunta, el gen APOE es el factor genético más importante que afecta al riesgo de desarrollar la forma común de la enfermedad de Alzheimer de inicio tardío (después de los 60 o 65 años). Los kits de pruebas genéticas de venta libre detectan este gen.

Al pensar en el valor de estas pruebas, es importante saber que el riesgo de que cualquier persona desarrolle la enfermedad de Alzheimer a los 80 años es, siendo conservadores, de aproximadamente el 20 %. Este riesgo aumenta hasta aproximadamente el 35 % si la persona tiene una copia del gen *APOE4*. Si alguien solo tiene copias APOE2 o APOE3 del gen APOE, entonces el riesgo de desarrollar la enfermedad de Alzheimer a los 80 años disminuye a aproximadamente el 15 %. Por lo tanto, someterse a pruebas genéticas para el gen APOE le dice a la mayoría de las personas si su riesgo de desarrollar la enfermedad de Alzheimer a los 80 años es del 15 % o del 35 %. Para el pequeño número de personas que tienen dos copias del gen APOE4, aproximadamente el 5 % de la población, el riesgo de desarrollar demencia antes de los 80 años es mucho mayor.

En mi opinión, un riesgo del 20 % es significativo, mientras que la diferencia entre el 15 % y el 35 % es pequeña. Esto me ha llevado a concluir que todos los adultos corren un riesgo significativo de desarrollar la enfermedad de Alzheimer a los 80 años, ya que la esperanza de vida media, al menos en Estados Unidos, es de casi 80 años para las mujeres y de 79 años para los hombres (en los últimos años, la esperanza de vida media ha disminuido ligeramente debido a las muertes por COVID y por trastornos relacionados con el consumo de sustancias en personas más jóvenes).

Mi propia conclusión es que las pruebas genéticas para la enfermedad de Alzheimer pueden indicar a las personas que tienen un familiar con inicio antes de los 60 años si han heredado una copia de las mutaciones de los genes PS1, PS2 o APP y, por lo tanto, si tienen un riesgo muy alto de desarrollar la enfermedad (véase la pregunta 23). Para el resto de las personas, los kits de pruebas proporcionan muy poca información más allá de lo que ya sabemos por las estadísticas de riesgo de la población: todo el mundo corre el riesgo de desarrollar la enfermedad de Alzheimer si vive lo suficiente, ya que muchas personas sin el gen APOE4 la desarrollan. Si conocer esa información sobre el riesgo genético te llevaría a vivir la vida de forma diferente, entonces deberías considerar tomar medidas para prevenir la demencia (véase el capítulo 4), independientemente de lo que muestre la prueba genética.

Reconozco que muchas personas creen que la información genética marca una diferencia para ellas. Creo que las pruebas genéticas y la información necesaria para interpretarlas deberían estar a disposición de quienes las soliciten, siempre y cuando comprendan lo que los resultados pueden y no pueden decirles. No es de extrañar que las investigaciones demuestren que muchas personas que se someten a las pruebas esperan descubrir que no corren un riesgo elevado. Mi consejo es que solo te sometas a ellas si quieres saber si tu riesgo es del 15 % o del 35 % a los 80 años, si quieres saber si eres parte del pequeño porcentaje de personas que tienen dos copias del gen APOE4 y, por tanto, corres un riesgo mucho mayor o si tienes familiares con la enfermedad que desarrollaron síntomas antes de los 60 o 65 años, en cuyo caso aumenta la posibilidad de que hayas heredado uno de los genes dominantes anormales PS1, PS2 o APP.

Las personas preocupadas por sus antecedentes familiares de demencia frontotemporal, enfermedad de Huntington o enfermedad de Creutzfeldt-Jakob deben ponerse en contacto con un asesor genético si están pensando en hacerse las pruebas.

P. 25. ¿Por qué los investigadores creen que la proteína beta amiloide o la proteína tau causan la enfermedad de Alzheimer? ¿Cómo actúan los medicamentos para tratar la enfermedad de Alzheimer sobre estas proteínas?

R. 25. En las autopsias, la enfermedad de Alzheimer se caracteriza por dos estructuras anormales llamadas «placas neuríticas» y «ovillos neurofibrilares». Las primeras consisten en una acumulación de la proteína beta amiloide rodeada de fragmentos de células nerviosas muertas e indicadores de inflamación. Estas placas se encuentran en el tejido entre las células. La segunda anomalía, los ovillos neurofibrilares, consiste en fibras retorcidas de la proteína tau. Estos se encuentran dentro de las neuronas cerebrales.

Existen numerosas pruebas que respaldan la hipótesis de que estas proteínas anormales, en combinación, son la causa de la muerte de las células cerebrales o contribuyen directamente a ella cuando se padece la enfermedad de Alzheimer. Sin embargo, dado que esta conexión no se ha demostrado, aún es posible que las placas y los ovillos sean solo marcadores de algún otro proceso patológico aún por descubrir.

Cada vez hay más pruebas de que la proteína beta amiloide comienza a acumularse en el cerebro entre quince y veinte años antes de que aparezcan los primeros síntomas de la enfermedad de Alzheimer. Por otro lado, la proteína tau se deposita por primera vez en el cerebro unos cinco años antes de que aparezcan los primeros síntomas de demencia.

Todas las personas con síndrome de Down desarrollan las placas y ovillos característicos de la enfermedad de Alzheimer cuando alcanzan los 40 años. Y muchas padecen la enfermedad de Alzheimer a partir de los 70 años. Dado que la causa del síndrome de Down es una copia adicional del cromosoma 21 y que el gen que produce la proteína amiloide se encuentra en este cromosoma, las personas con síndrome de Down producen un 50 % más de proteína amiloide. Presumiblemente, esta es la razón por la que la mayoría de las personas con síndrome de Down desarrollan la enfermedad de Alzheimer.

Placas neuríticas

La proteína beta amiloide que se observa en la placa neurítica (véase la figura de la pregunta 7) se deriva de una proteína más grande llamada «proteína precursora amiloide» (APP, por sus siglas en inglés). La APP es un componente normal de la membrana celular de todas las neuronas. Cuando las neuronas del cerebro mueren, la APP se descompone en fragmentos por acción de las enzimas. A continuación, estos fragmentos se eliminan del cerebro a través del líquido cefalorraquídeo, a través del torrente sanguíneo y a través de otro sistema, denominado «sistema linfático» o «glinfático» (véase la pregunta 28).

Sin embargo, algunas personas son propensas a formar un fragmento de la proteína precursora amiloide, llamada «A beta42» (porque tiene 42 aminoácidos de longitud). La A beta42 es tan grande que al cuerpo le cuesta eliminarla del cerebro. La teoría amiloide de la enfermedad de Alzheimer se basa en la hipótesis de que la A beta42 es tóxica y mata a otras neuronas cerebrales. Estas células muertas liberan entonces más A beta42, lo que, a su vez, mata aún más células cerebrales. Según esta teoría, esta cascada cada vez mayor de muerte celular es la causa de la demencia.

Esta hipótesis podría considerarse como un problema de «eliminación de residuos». Según esta teoría, si se pudiera eliminar la beta42, se podría detener todo el ciclo de muerte celular que provoca más beta42 y, a su vez, más muerte celular.

Muchos de los fármacos que se están desarrollando para tratar la enfermedad de Alzheimer se centran en esta «cascada amiloide». Se han diseñado algunos para eliminar la proteína tóxica A beta42, para disminuir su producción o para aumentar la producción de la forma no tóxica de A beta (A beta40). Hasta ahora, los fármacos que eliminan la proteína beta amiloide solo mejoran ligeramente la cognición. Sin embargo, aún no se sabe si estos fármacos ralentizan la progresión de la enfermedad de Alzheimer. Tampoco se han probado fármacos que disminuyan la producción de A beta42 o que aumenten la producción de A beta40, que no es tóxica.

Ovillos neurofibrilares

La segunda anomalía en la enfermedad de Alzheimer, los ovillos neurofibrilares (véase la figura de la pregunta 7), la componen formas anormales de la proteína tau. Normalmente, esta proteína forma parte de estructuras que, similares a esqueletos dentro de las células, las ayudan a mantener su forma. Cuando se padece la enfermedad de Alzheimer, estas estructuras acaban siendo anormales y provocan la muerte celular. La cantidad de tau en el cerebro se relaciona con la gravedad de la enfermedad, por lo que la proteína también ha sido objeto de desarrollo de fármacos. Se están diseñando algunos para eliminar la proteína tau del cerebro, pero hasta ahora ninguno ha demostrado ser beneficioso.

Se han propuesto varias explicaciones para justificar por qué los beneficios de los fármacos antiamiloides han sido hasta ahora tan modestos. Una de ellas es que los fármacos se empiezan a administrar demasiado tarde en el proceso de la enfermedad. Recordemos que la proteína beta amiloide se deposita entre quince y veinte años antes de que aparezcan los primeros síntomas. Una segunda razón podría ser que es necesario eliminar tanto la proteína A beta42 como la proteína tau. Recuerda que esta última comienza a depositarse cinco años antes de la aparición de los síntomas. Una tercera posibilidad es que algún otro proceso inicie la formación de placas u ovillos y que este otro proceso deba identificarse y tratarse para que el tratamiento funcione. Una última posibilidad es que se necesiten enfoques alternativos para eliminar mejor las proteínas anormales.

P. 26. ¿Existen causas ambientales que contribuyan a la aparición de la enfermedad de Alzheimer?

R. 26. Sí. Los factores no genéticos y ambientales parecen contribuir entre un 30 % y un 50 % al riesgo de desarrollar la enfermedad de Alzheimer. Los factores de riesgo potencialmente modificables que se han identificado son la hipertensión arterial en la mediana edad y un bajo nivel educativo. Un estudio reciente de la Facultad de Medicina Rush de la Universidad Northwestern descubrió que no fumar en la mediana edad, no beber alcohol o beber en pequeñas cantidades, seguir una dieta mediterránea, hacer ejercicio 150 minutos o más a la semana y mantenerse intelectualmente activo en la vejez reducían en conjunto y en gran medida la gravedad del deterioro cognitivo en relación con la cantidad de amiloide en el cerebro que se descubría en la autopsia. Otros estudios han descubierto un aumento de las tasas de enfermedad de Alzheimer en personas que han sufrido depresión en el pasado, mostraban una menor participación social, sufrían sobrepeso, presentaban niveles elevados de lípidos en sangre y habían sufrido una lesión craneal previa. Un ensayo con audífonos como prevención de la demencia ha demostrado beneficios solo en personas que presentan factores de riesgo vascular.

Como se ha comentado en la pregunta 23, los factores de riesgo ambientales y los factores de riesgo genéticos interactúan entre sí. Muchos genes establecen una vulnerabilidad, pero la enfermedad solo aparece cuando también existe un desencadenante ambiental. Este replanteamiento radical de cómo se originan las enfermedades está empezando a afectar a la forma en que los médicos las tratan y previenen.

P. 27. ¿Qué se sabe de la teoría que postula que la enfermedad de Alzheimer puede estar relacionada con determinados gérmenes?

R. 27. Varias líneas de evidencia científica respaldan esta posibilidad. Una de ellas es que la proteína precursora amiloide (APP) (véase la pregunta 25), que se encuentra en la membrana celular de todas las neuronas del cerebro, funciona como una proteína antiinfecciosa. De ser cierto, entonces algún agente infeccioso podría provocar la liberación de APP y desencadenar la cascada que conduce al depósito de amiloide (A beta42) característico de la enfermedad de Alzheimer. Una segunda posible relación con un proceso infeccioso causante de la enfermedad de Alzheimer tiene que ver con los priones, nombre derivado de la combinación de las letras de las palabras «proteico», «infeccioso» y «partícula» (-on alude a «partícula»). Los priones causan la enfermedad de Creutzfeldt-Jakob (ECJ) y la relacionada «enfermedad de las vacas locas» (oficialmente llamada variante de la enfermedad de Creutzfeldt-Jakob, o vECJ), ambas causantes de una demencia rápidamente progresiva. La proteína priónica es una proteína normal que puede transformarse en una forma anómala con la asombrosa capacidad de hacer copias de sí misma. Estas copias continúan multiplicándose, entran en las células cercanas y provocan la muerte celular. Dado que la vECJ y algunas formas de ECJ se contraen a través de tejidos que contienen priones anómalos ingeridos, inyectados o implantados, se consideran infecciosas y, en ese sentido, actúan como si se tratara de gérmenes.

Los priones no causan la enfermedad de Alzheimer, la demencia con cuerpos de Lewy, la demencia de la enfermedad de Parkinson ni la demencia lobular frontotemporal, pero el mecanismo por el cual la proteína anómala característica de cada una de estas enfermedades se propaga dentro del cerebro podría ser similar al mecanismo por el cual la proteína priónica anómala se propaga.

P. 28. Sé que la alteración del sueño puede ser un síntoma de la enfermedad de Alzheimer, pero he oído que los trastornos del sueño podrían ser una de sus causas. ¿Hay algo de cierto en esa idea?

R. 28. Desde hace tiempo se sabe que los trastornos del sueño están asociados con la enfermedad de Alzheimer (véase la pregunta 77). Estudios recientes sugieren que la proteína beta amiloide se elimina del cerebro mediante el sistema linfático, un conjunto de túbulos conectados que drenan líquido y células inmunitarias. En ratones, la eliminación linfática de los productos de degradación de la proteína amiloide en el cerebro se produce por la noche, lo que plantea la posibilidad de que, en los seres humanos, la alteración del sueño disminuya la eliminación de los productos de degradación del amiloide y la proteína tau y, por lo tanto, provoque la enfermedad de Alzheimer. También es posible que esta enfermedad dañe directamente las áreas del cerebro que controlan el sueño y, de esta manera, altere los patrones normales de sueño o disminuya la capacidad del sistema linfático para eliminar los productos de degradación aludidos.

4.

¿Qué medidas se pueden tomar para reducir el riesgo de desarrollar la enfermedad de Alzheimer o la demencia?

P. 29. ¿Hay alguna medida que se pueda tomar para reducir el riesgo de desarrollar la enfermedad de Alzheimer? A mi madre se la han diagnosticado y sus padres padecían demencia.

R. 29. Identificar qué se puede hacer para prevenir la enfermedad de Alzheimer es todo un reto. Es difícil llevar a cabo estudios bien diseñados, ya que requieren que miles de personas realicen una determinada actividad, sigan una dieta específica, tomen una medicación concreta o lleven un estilo de vida determinado durante muchos años. Sin embargo, existen pruebas indirectas sólidas de que las siguientes medidas pueden, al menos, reducir el riesgo:

- Asegurar el tratamiento óptimo para la hipertensión arterial y las anomalías en los lípidos sanguíneos, especialmente una vez alcanzada la mediana edad.

- Llevar una dieta saludable para el corazón, baja en grasas animales y rica en frutas, verduras y ácidos grasos omega-3 naturales.

Existe cierta evidencia de que estas medidas pueden reducir el riesgo:

- Realizar actividad física moderada durante treinta minutos al día, cinco días a la semana.

- Realizar actividades mentales y sociales que resulten agradables.

- Usar audífonos si se tienen problemas de audición y otros factores de riesgo de demencia.

- Evitar el tabaco.

- Limitar el consumo de alcohol.

Se ha demostrado que muchas de estas actividades reducen el riesgo de sufrir un accidente cerebrovascular o un infarto. Esto refuerza aún más la relación entre las enfermedades vasculares cerebrales y la enfermedad de Alzheimer.

P. 30. ¿Los juegos de ordenador, los crucigramas, el sudoku o el entrenamiento cognitivo previenen la enfermedad de Alzheimer?

R. 30. No hay pruebas de que estas actividades prevengan el desarrollo de la enfermedad de Alzheimer o la demencia. Algunos estudios han puesto de manifiesto que las personas pueden mejorar su rendimiento en estas actividades específicas con la práctica repetida y que este beneficio dura hasta diez años. Este entrenamiento puede disminuir los cambios cognitivos que acompañan a lo que se considera un envejecimiento normal.

P. 31. ¿Existen dietas, vitaminas u otros alimentos que puedan prevenir la demencia?

R. 31. Las dietas o enfermedades que provocan deficiencias de vitaminas B1, B3, B6 y B12 pueden causar deterioro cognitivo. Una dieta bien equilibrada es suficiente para garantizar una ingesta adecuada de B1, B3 y B6, pero algunas personas desarrollan una incapacidad para absorber la vitamina B12. Los niveles bajos de esta vitamina causan anemia perniciosa, de la que la demencia es un síntoma. Por esa razón, cualquier persona que desarrolle un deterioro cognitivo o de la memoria debe someterse a pruebas para detectar una deficiencia de B12, aunque sea una causa poco común de demencia.

Existen pruebas sólidas de que la dieta mediterránea —baja en carne roja, rica en verduras, frutas y frutos secos, y en la que el aceite de oliva sustituye a otras grasas— puede reducir el deterioro cognitivo que acompaña al envejecimiento normal.

En mi opinión, no hay pruebas convincentes de que los alimentos antioxidantes, los ácidos grasos omega-3, los frutos secos, la dieta cetogénica, los suplementos formulados para mejorar la memoria o una dieta baja en sal prevengan la enfermedad de Alzheimer. Sin embargo, algunos de ellos pueden tener otros beneficios para la salud. Tampoco conozco ninguna prueba de que el ginkgo biloba, la cúrcuma, la proteína de medusa o el aceite de coco prevengan la enfermedad de Alzheimer.

Algunos estudios antiguos han demostrado que el consumo regular y moderado de vino tinto está asociado con un menor riesgo de demencia. Sin embargo, un análisis reciente de todos los estudios que han examinado los posibles beneficios del alcohol para la salud no ha encontrado tal asociación.

P. 32. ¿Varía la incidencia de la enfermedad de Alzheimer según el país? ¿Según el tipo de población: rural o urbana? ¿Según el género?

R. 32. En general, se ha observado que la enfermedad de Alzheimer se presenta con la misma frecuencia en cualquier edad en todo el mundo. Hay algunas excepciones, pero estas tienden a darse en grupos o lugares en los que no es habitual vivir hasta una edad avanzada. Sin embargo, la mayoría de los estudios que comparan diferentes poblaciones se basan en diagnósticos realizados por investigadores o médicos, y no en diagnósticos confirmados mediante autopsia. Por esta razón, considero que la respuesta definitiva a estas dos primeras preguntas se desconoce.

Ahora bien, la mayoría de los expertos coinciden en que las mujeres tienen un mayor riesgo de desarrollar la enfermedad de Alzheimer que los hombres, incluso después de corregir el hecho de que las mujeres tienen una esperanza de vida mayor. Se desconocen las causas. Algunos estudios sugieren que los afroamericanos y los estadounidenses de origen hispano tienen un mayor riesgo de desarrollar la enfermedad de Alzheimer.

P. 33. ¿Qué influencia tiene la diabetes en el desarrollo de la enfermedad de Alzheimer?

R. 33. Las personas con diabetes tienen un mayor riesgo de desarrollar demencia, pero la causa o causas específicas de este hecho no están claras. Una posibilidad es que la diabetes aumente el riesgo de desarrollar demencia vascular. Otra es que la diabetes cause directamente la disfunción y muerte de las células cerebrales. Existen pruebas, aunque modestas, de que un mejor control de la diabetes tipo 2 reduce el riesgo de desarrollar demencia.

P. 34. ¿Será posible prevenir la enfermedad de Alzheimer cuando parece que todas las personas de más de 90 años presentan signos de ella en el cerebro? ¿No implica eso que todos la padeceremos si vivimos lo suficiente?

R. 34. Sí, creo que será posible prevenir la enfermedad de Alzheimer, o al menos reducir significativamente el riesgo de padecerla. Una estrategia para lograrlo sería retrasar su aparición tanto tiempo que la mayoría de las personas murieran por otra causa antes de desarrollarla.

Hay varios datos que me llevan a ser optimista. El primero es el descubrimiento de que las proteínas anormales características de la enfermedad de Alzheimer están presentes en el cerebro años antes de que aparezcan los primeros síntomas. Esto sugiere que el cuerpo tiene cierta capacidad innata para combatir la enfermedad, pero que estos mecanismos de protección se ven superados con el tiempo. Este hallazgo también plantea la posibilidad de que un tratamiento muy temprano de los depósitos de amiloide o tau en el cerebro pueda eliminar las proteínas dañinas antes de que provoquen la muerte de las células cerebrales y, por lo tanto, evitar que se desarrollen los síntomas.

En segundo lugar, varios estudios bien diseñados han descubierto que la tasa de aparición de la demencia (el término técnico es «tasa de incidencia») ha descendido en la última década. Se cree que esta disminución se debe a una combinación de los siguientes factores: un mejor tratamiento de la hipertensión arterial y de los altos niveles de lípidos en sangre; la disminución de las tasas de accidentes cerebrovasculares; una mayor práctica de ejercicio; una menor ingesta de carne roja y otros alimentos que aumentan el riesgo de arteriosclerosis; y la prevención de ataques cardiacos y accidentes cerebrovasculares mediante la dieta, el ejercicio, la colocación de *stents* para tratar la obstrucción de las arterias del corazón y el cerebro, y la medicación.

Una tercera razón para el optimismo es que la enfermedad de Alzheimer probablemente tiene múltiples causas ambientales y genéticas que interactúan entre sí. Esto plantea la posibilidad de que una combinación de los siguientes enfoques pueda reducir aún más el riesgo de desarrollar la enfermedad: pequeñas mejoras adicionales en el ejercicio, la dieta y la reducción de los factores de riesgo cardiovascular; el desarrollo de tratamientos que disminuyan el depósito de proteínas anormales en el cerebro; la estimulación de nuevas conexiones entre las células nerviosas y las vías cerebrales; el uso de audífonos en personas con discapacidad auditiva y alto riesgo de demencia; y la formación continua de nuevas células cerebrales en áreas vulnerables a la muerte celular relacionada con la enfermedad de Alzheimer.

Por último, la identificación de los factores de riesgo genéticos plantea la posibilidad de que podamos dirigir los tratamientos preventivos a aquellas personas que, genéticamente, tienen un mayor riesgo de desarrollar la enfermedad y, de este modo, mejorar las probabilidades de que un individuo se beneficie de una intervención preventiva. También es posible revertir el impacto negativo de ciertos genes mediante medicamentos o modificaciones de tipo ambiental.

P. 35. ¿Por qué no se ha avanzado más en la búsqueda de una cura para la enfermedad de Alzheimer?

R. 35. Aún quedan por resolver varios misterios muy complejos relacionados con la enfermedad. En primer lugar, aunque hay pruebas sólidas de que el depósito de la proteína beta amiloide comienza entre quince y veinte años antes de que se desarrollen los primeros síntomas, se desconoce qué inicia el proceso. Identificar el desencadenante ayudaría enormemente a la búsqueda de tratamientos eficaces.

En segundo lugar, los científicos están aprendiendo a detectar estos cambios cerebrales muy tempranos. Una vez que se haya logrado, se podrán iniciar posibles tratamientos preventivos o curativos cuando comience la degeneración cerebral.

En tercer lugar, la mayoría de las partes del cerebro son incapaces de producir nuevas células cerebrales. Como resultado, incluso si se pudiera detener el avance de la enfermedad, las células de reemplazo no se formarían por sí solas en la mayoría de las áreas del cerebro. Una excepción es el hipocampo, en el que se desarrollan nuevas células cerebrales a lo largo de toda la vida. Los tratamientos que se inician antes de que la enfermedad se extienda fuera del hipocampo podrían permitir que se formen nuevas células y sustituyan a las que han muerto. Sin embargo, seguirá siendo un reto que estas nuevas células se conecten correctamente con las de otras áreas del cerebro.

5.

¿Qué tratamientos hay disponibles en la actualidad?

P. 36. ¿Las personas con alzhéimer pueden aprender cosas nuevas? A mi marido le diagnosticaron la enfermedad hace aproximadamente un año y puede recordar algunas cosas (no todo, pero yo tampoco puedo) que sucedieron hace poco.

R. 36. La respuesta es «por supuesto que sí» y «depende de la causa de la demencia».

Las personas con deterioro cognitivo leve (DCL) y enfermedad de Alzheimer leve son capaces de aprender nueva información, aunque no tan bien como antes. A medida que el DCL evoluciona hacia la enfermedad de Alzheimer u otra causa de demencia, esta capacidad para aprender y retener nueva información se ve cada vez más afectada.

Existen **varios tipos diferentes de memoria.** La enfermedad de Alzheimer afecta inicialmente al sistema de memoria responsable del **aprendizaje de hechos personales,** como recordar lo que comiste esta mañana para desayunar. La información que tiene un fuerte significado emocional, ya sea positivo o negativo, es más fácil de recordar.

La capacidad de **aprender nuevas tareas,** denominada «memoria procedimental» o «memoria motora», se conserva relativamente bien en las personas con alzhéimer en fase inicial y media. Esta capacidad puede incluso mantenerse en fases más avanzadas de la enfermedad. Como resultado, las personas con alzhéimer pueden aprender a realizar nuevas actividades. Esta capacidad de aprender nuevas tareas se refuerza con la repetición, como ocurre con todas las personas. El aprendizaje de una nueva tarea también se mejora empezando por lo más sencillo y avanzando hacia secuencias más complejas, así como mitigando la presión para aprender.

Debido a que existen múltiples tipos de memoria y a que cada uno implica un conjunto de sistemas cerebrales algo distinto, las diferentes causas de la demencia causan deterioros en diferentes tipos de memoria o el desarrollo de deterioros en un orden diferente. Por ejemplo, la demencia de la enfermedad de Parkinson deteriora inicialmente la capacidad de acceder a la memoria. En consecuencia, las personas con este tipo de demencia tardan en responder a las preguntas y en realizar las acciones que se les piden, pero conservan la capacidad de aprender nuevos datos hasta las etapas moderadas de la demencia. En las primeras etapas de la demencia frontotemporal (DFT), la capacidad de aprender nuevos datos suele ser normal. No se pueden hacer generalizaciones sobre la memoria en el caso de la demencia vascular, ya que la ubicación de los accidentes cerebrovasculares en cada persona determina qué estructuras y sistemas se ven afectados.

P. 37. ¿Qué opinas de la musicoterapia y la terapia con animales?

R. 37. Muchas personas con demencia responden muy positivamente a la música, sobre todo a la música que conocían y disfrutaban en épocas anteriores de su vida. Algunos ejemplos son las canciones populares de la juventud y primera edad adulta, los himnos nacionales y el de su instituto o universidad.

La música tiene varios elementos. Entre ellos se incluyen el ritmo, la melodía, la letra y el tempo. En cierta medida, cada uno de ellos involucra una zona diferente del cerebro. Esto puede explicar por qué algunas personas que han perdido la capacidad de hablar aún pueden cantar o por qué alguien que tiene dificultades para vestirse aún puede tocar un instrumento como el piano. Otro factor que contribuye al gran valor que la mayoría de las personas y culturas otorgan a la música es su relación y asociación con emociones particulares (véase la pregunta 36). Es probable que estos vínculos emocionales refuercen el recuerdo al escuchar una música familiar. La música es una forma de tratamiento eficaz para muchas personas con demencia. La alegría que les proporciona da fe de su poder. Si la persona con demencia es incapaz de identificar sus canciones o tipos de música favoritos (himnos, música clásica, rock 'n' roll o hip-hop), es posible que sus familiares o amigos puedan hacerlo.

La música atrae a muchas personas con demencia. Les proporciona placer y les ayuda a mantener conexiones con su pasado y con su entorno. Del mismo modo, muchas de estas personas responden positivamente a la presencia de una mascota, incluso cuando su estado es grave. Cuando este es el caso, las mascotas son una fuente de disfrute y de calidad de vida positiva para la persona con demencia.

P. 38. A mi esposa le encantaban los conciertos en directo, pero últimamente se muestra muy reacia a ir. La última vez que fuimos, pidió que nos saliéramos del recinto antes de tiempo. ¿No es importante que se mantenga activa?

R. 38. Sí, es importante que ayudes a tu esposa a mantenerse activa, pero ella debe ser la guía y tener la última palabra sobre lo que quiere hacer. Llevarla a los conciertos tiene sentido, ya que es una actividad que siempre le ha gustado, pero su comportamiento podría estar indicándote que le empieza a resultar abrumador. Es posible que se sienta incómoda al estar sentada durante largo tiempo o rodeada de mucha gente. Si es así, tal vez se sentiría más cómoda si la llevaras a un evento musical más corto y en un entorno más reducido. Quizás le gustaría escuchar música en un sitio web o en la radio. Si conoces sus gustos, podrías crear una lista de reproducción con sus canciones favoritas.

Sugiero seguir lo que yo llamo en broma «la regla de los tres intentos». Si intentas algo tres veces y, a cada ocasión, tu esposa se resiste, es probable que sea demasiado para ella.

> Si intentas algo tres veces y cada vez provoca angustia o resistencia, es probable que sea una señal de que la actividad resulta abrumadora para la persona con demencia. Si es posible, evita o reduce la frecuencia de ese estímulo.

P. 39. ¿El ejercicio ralentiza la progresión de la enfermedad de Alzheimer y otras demencias?

R. 39. Se trata de un tema controvertido sobre el que existe un desacuerdo significativo. Algunos estudios han demostrado que las personas con deterioro cognitivo leve y demencia presentan una progresión más lenta de sus síntomas si practican ejercicio físico, pero otros no lo han demostrado. En mi opinión, cuando se analizan los estudios en su conjunto, las pruebas aún no son convincentes.

El ejercicio físico, incluido caminar, tiene numerosos beneficios, entre ellos, mejorar la calidad de vida de muchas personas con demencia. Los estudios sobre el ejercicio en individuos de mediana edad y mayores han demostrado que reduce el riesgo de sufrir un accidente cerebrovascular o un infarto. Se ha descubierto que el taichí disminuye el riesgo de caídas.

Mi conclusión es que a todo el mundo se le debería ofrecer la oportunidad de participar en un programa de actividad física diaria que sea seguro para quienes, no obstante, tienen la última palabra. Evidentemente, no es adecuado obligar a las personas a ser más activas. Averiguar qué hacían anteriormente en su vida podría ayudar a identificar actividades que les interesaría realizar ahora. Algunas enfermedades que causan demencia afectan al equilibrio, la fuerza y el juicio. Antes de comenzar un nuevo programa de ejercicios, se debe evaluar a las personas para determinar qué son capaces de hacer de forma segura y qué no. Aunque el ejercicio no ralentice la progresión de la demencia, sus otros beneficios respaldan la conclusión de que se debe animar a todas las personas que la padecen a hacer ejercicio con regularidad.

> **A todos se les debería ofrecer un programa diario de actividad física que sea seguro para ellos.**

P. 40. ¿Qué opinas de los centros de día para personas con demencia? Son caros, pero ¿valen la pena?

R. 40. Soy un firme defensor de los centros de día, ya que son una forma de que las personas con demencia se mantengan estimuladas y activas y reciban apoyo. También sirven para que los familiares que las cuidan puedan descansar de su labor.

Si el coste es un problema, pregunta cuál es la asistencia mínima (cuántos días a la semana) y si hay tarifas basadas en los ingresos o nivel de renta. Algunos programas tienen acceso a fondos estatales, donaciones o subvenciones para personas que necesitan ayuda financiera.

P. 41. ¿Cómo sabré cuándo debo ingresar a mi esposa en un centro de cuidados a largo plazo? ¿Es inevitable?

R. 41. El ingreso en un centro no es inevitable para las personas con demencia, pero hay muchas personas con demencia cuyas necesidades de cuidados son mayores de lo que su familia puede proporcionarles. En cualquier momento dado, solo alrededor del 30 % de las personas con demencia viven en centros asistidos o de enfermería especializada, pero en el caso de las personas cuya demencia progresa hasta una fase grave, más del 75 % viven en un centro de cuidados a largo plazo.

La mayoría de las veces no hay un único factor desencadenante que lleve al ingreso en una residencia. Más bien es una acumulación de problemas lo que hace peligroso o imposible que la persona permanezca en su hogar. Entre ellos se incluyen la necesidad de cuidados físicos que superan la capacidad de la persona cuidadora, la mala salud de esta persona, síntomas conductuales que superan la capacidad de la familia para manejarlos y múltiples problemas médicos crónicos.

La posibilidad debe discutirse abiertamente con los miembros de la familia. Si se tienen opiniones diferentes sobre las necesidades de la persona enferma, es posible que debas obtener información del médico o enfermero de atención primaria de tu esposa, de un especialista en demencia o de un terapeuta ocupacional que haya realizado una evaluación del hogar. Todas las personas que participen en el proceso de toma de decisiones deben saber lo que la persona enferma puede y no puede hacer, cuáles son sus necesidades médicas, cuáles sus necesidades de apoyo diario y si la situación actual es segura. Si eres el cuidador principal, no dudes en hablar abiertamente sobre tu bienestar emocional, tu situación financiera y tus problemas de salud. Si no se pueden resolver los desacuerdos, intenta buscar a un tercero, como un trabajador social, un consejero o un experto en el cuidado de la demencia, alguien que pueda guiar la discusión. Ten en cuenta que esperar hasta que se produzca una crisis o una emergencia puede ser perjudicial para el bienestar de la persona con demencia y para quien la cuida.

Algunas personas ingresan en centros de cuidados a largo plazo inmediatamente después de una hospitalización, pero la mayoría se traslada desde su domicilio. Las investigaciones han demostrado que quienes se trasladan a un centro de cuidados a largo plazo suelen ser mayores que padecen una forma de demencia más grave, más síntomas conductuales y psiquiátricos, y cuentan con menos familiares disponibles para que las cuiden.

El sentimiento de culpa por sacar a una persona de su hogar es común entre los cuidadores. Sin embargo, un estudio que realicé reveló que muchas personas con demencia se volvían más activas cuando se trasladaban a un centro de cuidados a largo plazo. Muchos cuidadores que participaron en ese estudio consideraban que tanto ellos como la persona con demencia se habían beneficiado del traslado. Una de las razones de esta mejora era que ya no tenían que proporcionar cuidados de enfermería y, por lo tanto, podían volver a desempeñar el papel de familiares cariñosos.

Una de las ventajas de asistir a un grupo de apoyo es descubrir que muchas otras personas están pasando por lo mismo al tener que ingresar a un ser querido en una residencia. Puede que esto no disminuya tu culpa ni te facilite la decisión, pero te ayudará a saber que no estás solo al enfrentarte a una enfermedad que obliga a las personas a trasladarse a un lugar donde puedan recibir cuidados las veinticuatro horas del día. Si te cuesta tomar la decisión, puede ser útil hablar con personas cercanas que se hayan enfrentado a la misma situación o comentarlo con alguien de tu iglesia, un trabajador social o tu médico.

P. 42. ¿Cómo elijo una buena residencia?

R. 42. Si conoces a personas que hayan ingresado anteriormente a un familiar en un centro de cuidados a largo plazo, pregúntales si están contentas con ese centro y por qué sí o por qué no. Llegado el caso, pregunta a los miembros de tu grupo de apoyo, a la agencia local de apoyo al alzhéimer, al profesional sanitario que atiende a la persona con demencia o a personas de tu iglesia sobre los centros que conocen que ofrecen una atención excelente. En Estados Unidos, Medicare publica clasificaciones de centros de atención especializada, pero se centran principalmente en el cumplimiento de la normativa por parte de los centros, una cuestión importante, pero que no está necesariamente relacionada con la calidad de la atención. Así que mi consejo es que visites varios centros. ¿La persona con la que hablas conoce bien las necesidades de quienes sufren demencia? Pregúntale qué programas específicos para la demencia ofrecen y cómo saben qué es lo mejor para cada residente. Averigua qué tipo de formación exigen y ofrecen al personal. Observa cómo interactúa el personal con las personas que tienen problemas cognitivos. ¿Se involucran con ellas y las tratan de manera adecuada? Los buenos centros no deben oler a orina.

Elige un centro que te resulte cómodo de visitar. Visitarlo a diferentes horas del día y en diferentes días te puede dar una buena idea del tipo de atención que se presta.

Asegúrate de tener la información adecuada sobre las cuestiones financieras. ¿Cuáles son los activos que le quedan a la persona? ¿Tiene un seguro médico a largo plazo? ¿Podéis permitiros el centro que elijáis?

P. 43. Me ha sorprendido saber que Medicare no cubre los cuidados en residencias. ¿Por qué?

R. 43. Medicare se diseñó para ser un seguro que cubriera necesidades de cuidados agudos. Dado que todas las demencias son enfermedades crónicas, los servicios de cuidados a largo plazo para la demencia no están cubiertos por Medicare. Sin embargo, las personas con demencia pueden ser hospitalizadas por problemas agudos y pueden necesitar rehabilitación o cuidados posteriores breves, como antibióticos intravenosos. Estos servicios sí que están cubiertos por Medicare.

Cuando busques un centro de cuidados a largo plazo:

- Pregunta a otras personas que hayan ingresado a un ser querido sobre su experiencia.
- Visita varios centros y pregunta qué programas específicos para la demencia ofrecen.
- Pregunta cómo saben qué es lo mejor para cada residente.
- Observa cómo interactúa el personal con las personas que tienen problemas cognitivos.
- Elige un centro al que te resulte cómodo acudir.

P. 44. Mi esposo ha estado viviendo en un hogar de ancianos que tiene las puertas cerradas con llave porque se ha escapado en varias ocasiones. ¿Cómo puedo saber cuándo es seguro sacarlo de este centro?

R. 44. Algunas personas con demencia corren un mayor riesgo de sufrir consecuencias negativas si abandonan su hogar de forma accidental o intencionada. Son incapaces de encontrar el camino de vuelta y corren el riesgo de exponerse a situaciones peligrosas. Otras personas tienen un riesgo muy bajo, incluso nulo, de escaparse, o bien viven en un entorno en el que salir por la puerta tan solo las lleva a otro recinto seguro. Un objetivo general para toda persona es moverse libremente, a menos que se corra un alto riesgo de sufrir consecuencias, como una caída. Como mínimo, esto significa que las personas que corren un alto riesgo de sufrir daños, si salen solas, deben poder moverse libremente dentro de un centro.

Si el riesgo de que alguien se extravíe es muy bajo o inexistente, entonces vivir en una residencia con puertas cerradas con llave me parece excesivo, pero algunas instalaciones solo ofrecen este tipo de entorno. Si tu esposo no necesita la protección que proporciona una puerta cerrada con llave, te sugiero que consideres si las ventajas del lugar donde vive ahora superan las posibles ventajas de mudarse a otro lugar. Si no es así, entonces sería razonable cambiarlo de sitio. Sin embargo, si el hecho de que tenga la puerta cerrada con llave es más una preocupación tuya y no de él, entonces la mudanza podría causarle un trauma innecesario.

La idea de que algunas residencias tengan las puertas cerradas con llave resulta angustiante para muchas personas. Creo que a veces son necesarias, porque estamos obligados a proteger a las personas que no pueden protegerse a sí mismas. Algunas personas están tan decididas a marcharse que cualquier intento razonable de asegurar el lugar sin estas medidas está condenado al fracaso. Para ellas, no conozco ningún entorno menos restrictivo que aquel en el que las puertas de salida están cerradas con llave.

P. 45. ¿Debería volver a traer al perro de mi padre, que tuvimos que sacar de su casa porque le estaba alterando?

R. 45. Muchas personas con demencia responden tan positivamente a los animales como las personas sin demencia (véase la pregunta 37). La mayoría de los profesionales han visto cómo personas con demencia que se mostraban retraídas y con una respuesta mínima a la interacción humana se volvían activas y animadas en presencia de perros o gatos. A veces se denomina «terapia con animales de compañía» y, sin duda, merece ser descrita como tal. Varios ensayos clínicos sobre la terapia con animales de compañía para personas con demencia han demostrado una serie de beneficios positivos.

Parece que tomaste la difícil decisión de sacar de su casa al perro de tu padre porque llegaste a la conclusión de que los riesgos de que el perro se hiciese daño y de que tu padre se sintiera molesto superaban con creces el placer que tu padre habría experimentado con su presencia. Sin duda, eso me parece lógico. Sin embargo, estoy de acuerdo contigo en que vale la pena intentar reintroducir al animal y ver qué pasa. Podrías intentar que tu padre y el perro estén juntos para ver si surgen problemas. Si la presencia del perro sigue alterándolo o exponiendo al perro a algún daño, entonces no deberían seguir juntos, aunque él lo pida.

Una de las cosas más importantes que he aprendido sobre decisiones como esta es que solo se puede encontrar la mejor respuesta mediante ensayo y error. Hay muchas circunstancias en las que no sabemos cuál es la decisión correcta y solo podemos descubrir cuál es probando diferentes enfoques.

P. 46. ¿Qué opinas de los fármacos antiamiloides? He oído que son caros y pueden provocar efectos secundarios graves.

R. 46. Las aprobaciones por parte de la FDA de Leqembi (lecanemab) en 2023 y Kisunla (donanemab) en 2024 suponen un gran avance en el tratamiento de la enfermedad de Alzheimer. Estos fármacos actúan eliminando hasta el 90 % de la proteína beta amiloide del cerebro. Estudios a corto plazo han demostrado que esto da lugar a una mejora cognitiva del 7 %, equivalente a unos seis meses de progresión de la enfermedad. Aún no se sabe si esta mejora indica una ralentización de la enfermedad.

Para poder recibir estos medicamentos, la persona debe someterse a una prueba cognitiva que demuestre la presencia de DCL o demencia temprana, una prueba que demuestre la presencia de beta amiloide en el cerebro y una resonancia magnética cerebral. La resonancia magnética deberá repetirse varias veces durante el tratamiento para controlar los efectos secundarios.

El lecanemab y el donanemab se administran directamente en vena. El donanemab debe suspenderse cuando las pruebas muestren que se ha eliminado el 90 % del amiloide cerebral. Esto no se ha demostrado para el lecanemab.

Los efectos secundarios más preocupantes del lecanemab y el donanemab son los cambios cerebrales denominados ARIA. Se trata de áreas de inflamación cerebral o hemorragias muy pequeñas en el cerebro. Cuando se producen, se debe suspender la medicación. Algunas personas experimentan dolor de cabeza o confusión cuando desarrollan ARIA, pero otras no presentan síntomas. Estos cambios cerebrales se detectan mediante una resonancia magnética del cerebro, por lo que las personas que toman el medicamento deben someterse a cuatro o cinco resonancias magnéticas durante el tratamiento para detectarlo. La mayoría de los centros también exigen pruebas para detectar la variante del gen APOE 4 (véase la pregunta 23), ya que la presencia de este gen aumenta el riesgo de padecer ARIA. Tener dos copias del APOE 4 aumenta significativamente el riesgo. Muchos centros recomiendan no tomar estos medicamentos si una persona tiene dos copias.

El precio del medicamento podría bajar a medida que la FDA apruebe más fármacos. En 2024, el coste era de 26 500 dólares al año para el lecanemab y de 33 000 dólares para el donanemab. El coste está cubierto por Medicare y algunos seguros, pero los gastos de bolsillo pueden ascender a 6600 dólares al año, incluido el copago del 20 % de Medicare.

En el futuro, es posible que se utilicen análisis de sangre que midan los productos de degradación de la beta amiloide y la proteína tau para establecer el diagnóstico de la enfermedad de Alzheimer y la disponibilidad de estos medicamentos.

P. 47. ¿Los medicamentos contra la demencia Razadyne, Exelon, Aricept y Namenda tratan los síntomas de la enfermedad de Alzheimer?

R. 47. Las pruebas demuestran claramente que estos medicamentos mejoran la cognición y el funcionamiento diario más que una pastilla de azúcar (placebo), pero existe desacuerdo entre los expertos sobre el grado de beneficio que aportan, el tiempo que deben recetarse, si deben recetarse en dosis muy altas y si su coste está justificado.

Aproximadamente un tercio de las personas con enfermedad de Alzheimer y demencia por enfermedad de Parkinson experimentan una mejora pequeña pero cuantificable en la cognición y las funciones cotidianas cuando se tratan con los medicamentos anticolinesterásicos Razadyne (galantamina), Exelon (rivastigmina) o Aricept (donepezilo). Según la información que figura en el prospecto, este beneficio equivale a unos seis meses de progresión de la enfermedad. Esto significa que, si las personas comienzan a tomar la medicación en septiembre y tienen una respuesta media, mejoran hasta alcanzar el nivel de cognición y funcionamiento que tenían en marzo. Esto describe una respuesta media: algunas personas no obtendrán ningún beneficio, otras tendrán una respuesta media y otras se beneficiarán más que la media.

Curiosamente, durante las primeras tres semanas de tratamiento se produce una «respuesta al placebo», lo que significa que las personas que, en los estudios de investigación, son asignadas aleatoriamente a tomar una pastilla no activa obtienen los mismos beneficios que las personas que toman el medicamento. Sin embargo, a las seis semanas, esta respuesta al placebo desaparece y las personas que toman el medicamento activo mejoran cognitivamente, mientras que las que toman el placebo no.

Estos fármacos anticolinesterásicos (galantamina, rivastigmina y donepezilo) pueden causar una serie de efectos secundarios. Entre ellos se incluyen náuseas, vómitos, diarrea, ralentización del ritmo cardiaco, caídas, pesadillas y falta de apetito.

Si se suspende el medicamento, la cognición vuelve al estado en el que se habría encontrado si nunca se hubiera tomado. Esto demuestra que el medicamento no ralentiza ni revierte el proceso patológico subyacente que destruye las células del cerebro y sus conexiones con otras células. Más bien, estos medicamentos actúan aumentando la disponibilidad de acetilcolina, un sustancia química que es deficitaria.

Namenda (memantina) funciona de manera diferente a los medicamentos anticolinesterásicos. Disminuye la sobreestimulación de las células nerviosas que se produce cuando estas últimas están dañadas. Cuando se receta solo, no es tan eficaz en el tratamiento de la enfermedad de Alzheimer como los fármacos anticolinesterásicos, pero es mejor que el placebo. Un estudio ha demostrado que la combinación de memantina y un medicamento anticolinesterásico es mejor que un inhibidor de la colinesterasa solo (en el ensayo se utilizó Aricept, pero supongo que lo mismo ocurriría con el Exelon y el Razadyne).

P. 48. ¿Cuánto tiempo se debe tomar el donepezilo, la galantamina, la rivastigmina y la memantina?

R. 48. Muchas personas afirman que no notan ningún beneficio a los pocos meses de empezar a tomar uno de estos medicamentos o que cualquier beneficio que notaban ha desaparecido. Lamentablemente, todos los estudios que han intentado responder a esta difícil pregunta adolecen de importantes deficiencias.

En mi opinión, el mejor estudio hecho en este sentido examinó a personas que habían seguido tomando Aricept y Namenda durante dos años y determinó si aquellos que continuaron con la medicación durante un tercer año estaban mejor que los que dejaron de tomarla. Todos los participantes en el estudio experimentaron un deterioro tanto en el pensamiento (cognición) como en las funciones cotidianas durante el tercer año, pero los que tomaban Aricept experimentaron un deterioro menor.

Interpreto este resultado en el sentido de que las personas que han seguido tomando Exelon, Aricept o Razadyne durante mucho tiempo pueden seguir obteniendo beneficios muy modestos. Sin embargo, dado que la mayoría de las personas no siguen tomando ningún medicamento contra la demencia durante dos años, no hay forma de saber hasta qué punto los resultados son aplicables a quienes han tomado el medicamento durante menos tiempo. Sé que esta respuesta es frustrante, pero es la mejor información de la que disponemos. Dado que el beneficio es tan modesto, cualquier persona que experimente efectos secundarios significativos debería dejar de tomar el medicamento. Si no hay efectos secundarios, la decisión de continuar o dejar de tomar estos medicamentos contra la demencia depende de cómo se valore la conveniencia de un pequeño beneficio.

P. 49. ¿Qué opinas sobre el tratamiento farmacológico para la depresión en personas con la enfermedad de Alzheimer? ¿Y sobre otros tratamientos?

R. 49. Alrededor del 20 % de las personas con la enfermedad de Alzheimer presentan síntomas de depresión clínica. Los síntomas que sugieren depresión incluyen agitación o aislamiento, pérdida de peso, trastornos del sueño y desesperanza (véase la pregunta 80). La tasa de depresión es mayor en personas con demencia vascular y en quienes padecen demencia debida a la enfermedad de Parkinson. La probabilidad de presentar síntomas de depresión en cualquier momento durante el curso de la enfermedad de Alzheimer es del 30 % al 40 %.

Solo alrededor de la mitad de los estudios sobre medicamentos antidepresivos en personas que padecen tanto demencia como depresión clínica han demostrado beneficios. Los estudios sobre el ejercicio por sí solo también han arrojado resultados dispares.

Para una persona con demencia que también presenta síntomas de depresión leve o moderada, mi recomendación es que, en primer lugar, se compruebe que no hay ninguna enfermedad médica ni medicación que esté causando la depresión. Además, se debe ofrecer y animar a la persona a participar en actividades que le gusten y en las que se vea capaz. Algunas personas con deterioro cognitivo leve y demencia leve o moderada son capaces de hablar de sus sentimientos y se les debe animar a hacerlo. Aunque los estudios no han demostrado que esto sea beneficioso, parece razonable intentarlo siempre que la persona esté de acuerdo y no se sienta molesta por la conversación. Una parte de quienes sufren demencia presentan síntomas de depresión más grave. En mi opinión, es razonable ofrecer a estas personas un medicamento antidepresivo, aunque las pruebas que respaldan su eficacia sean débiles.

P. 50. ¿Deberían las personas con deterioro cognitivo leve (DCL) tomar Aricept y Namenda?

R. 50. Ninguno de los dos fármacos está aprobado por la FDA para el tratamiento del DCL, ya que no hay pruebas que demuestren su eficacia. Sin embargo, sé que algunos médicos recetan estos medicamentos basándose en el razonamiento de que se debe probar cualquier tratamiento que pueda ser beneficioso. Aunque yo no lo haría, creo que es razonable siempre y cuando quien padece el DCL comprenda la falta de pruebas sobre su eficacia y acepte el riesgo de los posibles efectos secundarios.

P. 51. ¿Qué opinas de preparados como el ginkgo, el aceite de coco, la cúrcuma y la proteína de medusa?

R. 51. De estos, el ginkgo es el más estudiado y no ha demostrado ningún beneficio como tratamiento para la enfermedad de Alzheimer. Los otros tres (aceite de coco, cúrcuma y proteína de medusa) no se han estudiado adecuadamente, pero la poca evidencia que he revisado no sugiere que sean beneficiosos ni para la prevención de la enfermedad ni para su tratamiento.

El aceite de coco puede elevar los lípidos en sangre, lo que es potencialmente perjudicial.

En cualquiera de los casos, no veo ningún inconveniente en probarlos —pese a que pueden ser caros—, ya que los efectos secundarios son poco frecuentes. Por otro lado, me preocupa que se generen expectativas poco realistas. Es muy poco probable que ninguno de ellos tenga beneficios.

P. 52. ¿Por qué los fármacos antipsicóticos aumentan la mortalidad en las personas con enfermedad de Alzheimer? ¿Son adecuados en algún caso? ¿Qué enfoques alternativos existen para los comportamientos problemáticos?

R. 52. Los fármacos antipsicóticos como el Seroquel (quetiapina), el Abilify (aripiprazol), el Haldol (haloperidol) y otros se han recetado muy a menudo a personas con demencia. Recientemente, la FDA ha aprobado un fármaco más, el Nuplazid (pimavanserin), para tratar la agitación en personas con enfermedad de Alzheimer. El Rexulti (brexpiprazol) ha sido aprobado por la misma agencia para tratar las alucinaciones y los delirios en personas con enfermedad de Parkinson que padecen demencia, así como en otras que no la padecen. No hay pruebas de que el brexpiprazol o el pimavanserin sean más eficaces que los antipsicóticos más antiguos. Eso sí, son más caros.

Los fármacos antipsicóticos se han utilizado para tratar problemas de sueño, inquietud, deambulación, quejas y desconfianza leve. No hay pruebas de que sean eficaces para tratar estos problemas y hay muchas pruebas de que causan numerosos efectos secundarios graves. Se ha demostrado que todos los fármacos de esta clase aumentan las tasas de mortalidad entre un 60 % y un 100 % en personas con demencia. Este aumento de la tasa de mortalidad se produce en las doce semanas siguientes al inicio de la medicación y persiste durante al menos un año después del comienzo del tratamiento; y puede continuar mientras se siga tomando el fármaco.

Este aumento de la mortalidad se debe probablemente a múltiples causas. Las personas con demencia que toman fármacos antipsicóticos tienen más probabilidades de morir por accidente cerebrovascular, infección y caídas. Estos fármacos también pueden aumentar la tasa de deterioro cognitivo.

En las raras circunstancias en las que es necesario tomar medicamentos antipsicóticos, estos deben recetarse en la dosis mínima eficaz, suspenderse si no se observan beneficios, reevaluarse al cabo de varios meses, incluso si son eficaces, e interrumpir si es posible.

Un pequeño porcentaje de quienes tienen demencia presenta agitación física o creencias delirantes (falsas) que les causan un malestar significativo e interfieren en su capacidad para disfrutar de la vida. En raras ocasiones, pueden llegar a causar daño a los demás. Para abordar estos problemas, se deben probar enfoques no farmacológicos antes de recurrir a la medicación antipsicótica, a menos que se trate de una emergencia aguda para la que no exista otro tratamiento más que la medicación. El primer paso para abordar la agresividad física y las creencias delirantes es identificar los posibles desencadenantes.

Estos desencadenantes pueden ser fisiológicos, emocionales, neuropsiquiátricos (como alucinaciones o delirios) o ambientales. Intenta encontrar una solución para cada uno de los desencadenantes más probables y diseña una intervención que lo aborde. A menudo hay múltiples posibilidades, por lo que puede llevar tiempo probar varias soluciones antes de encontrar alguna que funcione. El ensayo y error, es decir, ver si algo funciona y, si no hay ningún beneficio, pasar a la siguiente posibilidad, es un buen principio. Hay que tener en cuenta que la solución no suele ser obvia.

Siempre que se produzca un cambio repentino en el comportamiento o el estado de alerta, es imprescindible considerar si se ha producido algún nuevo episodio médico. También es importante analizar si se han añadido nuevos medicamentos o se han modificado las dosis de los mismos durante las semanas anteriores, ya que estos pueden provocar cambios en las funciones y el comportamiento.

Mientras se evalúan las posibles causas de la agitación física y las creencias delirantes, se debe intentar involucrar a la persona en actividades que pueda realizar y que le gusten. Aunque algunos de quienes padecen demencia deciden no participar en actividades, es más probable que encuentres algo que le guste a la persona en cuestión si intentas determinar en qué actividades participaba antes de enfermar.

Cuando intentes involucrar a personas con demencia en actividades, evita presionarlas para que hagan cosas que ya no son capaces de hacer. Las preferencias personales son de vital importancia. Muchas personas (con y sin demencia) no saben si disfrutarán de una nueva actividad y si responderán positivamente al ánimo y el apoyo.

P. 53. ¿Qué son los servicios auxiliares de apoyo familiar? Tengo entendido que en algunos sitios se financian como alternativa al ingreso en centros de cuidados a largo plazo.

R. 53. Los servicios auxiliares de apoyo familiar brindan atención las veinticuatro horas durante un breve periodo de tiempo a personas con demencia para que sus cuidadores puedan disponer de algo de tiempo libre. Para los cuidadores que están al límite de sus fuerzas y se sienten abrumados, estos servicios pueden ser un salvavidas.

Tienes razón en que algunos estados (en EE. UU.) ofrecen estas prestaciones con la esperanza de retrasar o evitar el ingreso en centros de cuidados a largo plazo, pero no se ha demostrado que lo retrasen. Aun así, creo que son un recurso temporal maravilloso y lo recomiendo encarecidamente.

P. 54. Mi madre ha estado perdiendo entre medio kilo y un kilo al mes durante los últimos seis meses. ¿Debería preocuparme? Cuando estoy con ella, parece tener buen apetito.

R. 54. En la población general, las personas mayores de 70 años pierden entre medio kilo y un kilo al año de media. Esto no se debe a ninguna enfermedad ni a la falta de acceso a alimentos.

Si alguien con demencia pierde peso más rápidamente, se debe buscar la causa. Por ejemplo, algunas personas que han tendido a picar entre horas pueden tener menos acceso a aperitivos, por lo que pierden peso. Otras tienen alteraciones del gusto y el olfato. Si esto disminuye el placer que obtienen de la comida, es posible que ingieran menos. Enfermedades como el cáncer y la insuficiencia cardiaca pueden provocar una pérdida de peso significativa.

Muchas de las enfermedades que causan demencia dificultan la masticación y la deglución en las etapas más avanzadas de la enfermedad. Si las personas con demencia tosen al beber o se atragantan con alimentos o líquidos, es posible que tengan un deterioro neurológico del mecanismo de deglución o que sean incapaces de coordinar las múltiples acciones que intervienen en el acto de beber, comer y tragar. Los logopedas son expertos en evaluar la deglución y pueden identificar la causa y hacer recomendaciones para mejorar la capacidad de la persona para comer e ingerir calorías.

En la demencia terminal, algunas personas parecen resistirse activamente a comer. Cuando examino a estas personas, suelo observar que tienen un fuerte reflejo de succión, algo que se observa en los recién nacidos. Una manifestación de este reflejo es morder la cuchara u otros utensilios de comida que se introducen en la boca. Un signo de deterioro del mecanismo de masticación y deglución es la acumulación de comida en las mejillas.

Si no se encuentra ninguna causa tratable para el trastorno de la deglución, se pueden tomar varias medidas para mejorar la ingesta de calorías. Entre ellas se incluyen servir alimentos que siempre le hayan gustado a la persona afectada, permitir que coma con las manos, dedicar tiempo (incluso entre 60 y 90 minutos) a alimentar a quienes no pueden hacerlo por sí mismos y proporcionar alimentos ricos en calorías, como helados y tentempiés frecuentes, a lo largo del día. Desde hace tiempo se recomienda triturar los alimentos si la persona no puede masticar, así como recurrir a líquidos espesos, que son más fáciles de tragar que los más diluidos, para las personas con demencia que tienen dificultades para tragar. Sin embargo, estudios recientes han cuestionado su eficacia para mejorar la ingesta de calorías. Además, a muchas personas les resultan desagradables.

No hay pruebas de que las sondas de alimentación prolonguen la vida o prevengan la aspiración (la introducción de alimentos o secreciones en los pulmones) (véase la pregunta 90). En mi opinión, la decisión de colocar una sonda de alimentación es tanto una cuestión ética como médica (véase la pregunta 99) y quien toma las decisiones sobre la atención médica o los familiares deben tener la última palabra, pues la persona con demencia avanzada ya no puede participar en el debate.

P. 55. ¿La enfermedad de Alzheimer es causa de muerte?

R. 55. La neumonía es la causa más común de muerte en quienes padecen demencia. Dado que todas las enfermedades que causan demencia progresiva acaban afectando a la deglución (véase la pregunta 90), quienes sufren demencia avanzada, independientemente de su causa, corren un alto riesgo de aspiración, lo que significa que los alimentos, las secreciones de la boca y la nariz y el contenido del estómago llegan a los pulmones en lugar de bajar por el esófago (el conducto que conecta la boca y el estómago). Y la aspiración es una causa común de neumonía.

Las personas con demencia corren un alto riesgo de sufrir caídas y fracturas de cadera u otros huesos, de desarrollar efectos secundarios por los medicamentos y de sufrir delirios (véase la pregunta 69). Todo ello les acorta la esperanza de vida.

Nuestra capacidad para combatir las infecciones disminuye a medida que envejecemos. Esto puede acelerarse en las personas con demencia. Es la razón por la que las tasas de mortalidad por neumonía son más altas en los ancianos y probablemente contribuye a las altas tasas de mortalidad asociadas a la neumonía en quienes tienen demencia.

Dado que la demencia es la causa directa del trastorno de la deglución y que este trastorno provoca aspiración y neumonía, se considera que la demencia es la causa inicial de la muerte cuando alguien con demencia en fase avanzada fallece por neumonía. Esto es válido para todas las enfermedades que provocan un deterioro cognitivo progresivo. Puesto que la enfermedad de Alzheimer es la causa más común de demencia, a menudo se afirma que es la quinta o sexta causa más común de muerte en el mundo.

6.

¿Qué sugerencias se les pueden dar a quienes asumen los cuidados?

P. 56. He oído decir que las personas con demencia pueden tener una buena calidad de vida, incluso cuando la enfermedad es grave. Me cuesta creerlo. De hecho, no se me ocurre nada peor que saber que tienes la enfermedad de Alzheimer.

R. 56. Agradezco que plantees esta cuestión. Otras personas han hecho comentarios similares en mi consulta, pero rara vez se aborda este tema en público. Responderé basándome tanto en mi experiencia clínica como en mi perspectiva como investigador.

Cuando interactúo con personas que padecen demencia, a menudo parecen felices, comprometidas y conscientes de lo que sucede a su alrededor. Por supuesto, algunas se muestran tristes, angustiadas o poco interesadas. Muchas de quienes son conscientes de que padecen demencia me dicen que la vida les parece igual; puede que no sean capaces de hacer todo lo que quieren, pero cuando están con su familia y amigos, cuando realizan actividades que les gustan o incluso cuando simplemente están sentadas sin hacer nada, dicen que, en general, las cosas están «bien» o «siempre podrían ser peores». No quiero edulcorar lo que significa tener demencia ni quiero restar importancia al hecho de que no todo el mundo es tan positivo. Sin embargo, he tratado a personas con enfermedades médicas y psiquiátricas a lo largo de mi carrera y me sigue sorprendiendo que se enfrenten a la adversidad de muchas maneras diferentes. Muchas pueden reconocer los aspectos negativos de su enfermedad o situación y, sin embargo, aprecian lo que han tenido en el pasado y lo que aún tienen.

En mi investigación sobre la calidad de vida de las personas con demencia, hay varios hallazgos que merecen ser mencionados. En primer lugar, algunas personas con demencia disfrutan de una calidad de vida positiva a lo largo de toda la enfermedad, incluso cuando es grave. En segundo lugar, los principales factores determinantes de la calidad de vida de las personas con demencia son un estado de ánimo positivo, el disfrute de las actividades, el grado de interacción social, la conciencia de su pasado y la conciencia de su entorno. En tercer lugar, muchas personas expresan simultáneamente pensamientos negativos y positivos sobre su situación actual. Por último, experimentan y expresan tipos y rangos de emociones similares, independientemente de si gozan de buena salud, padecen demencia o tienen una discapacidad física grave.

He oído a mucha gente hacer declaraciones similares a la última frase de esta pregunta sobre padecer una enfermedad física debilitante, someterse a una amputación, tener una enfermedad mental, quedarse ciego o ser diagnosticado con una enfermedad terminal.

A lo largo de mi carrera, he observado una gran variedad en la forma en que las personas responden a las malas noticias. Algunas describen emociones tanto negativas como positivas, mientras que otras informan de un predominio de unas u otras. Tener la oportunidad de hablar abiertamente sobre los sentimientos negativos parece ayudar a muchas personas a sentirse mejor, pero no a todas.

Lo que más me ha llamado la atención al hablar con la gente sobre las malas noticias médicas es que muchas personas tienen la capacidad de adaptarse a circunstancias muy difíciles. No creo que se trate de negación o incapacidad para aceptar la realidad y, sin duda alguna, reconozco que para algunas personas es más difícil que para otras. El error más común que veo al hablar del impacto de las malas noticias médicas es esperar que todo el mundo reaccione de la misma manera. Como profesional, mi trabajo es ayudar a quienes sufren, pero no todas las personas que se encuentran en situaciones difíciles sufren o necesitan ayuda profesional.

Esto es tan cierto para la demencia como para otras enfermedades médicas y psiquiátricas. He aprendido que tener demencia no te impide necesariamente ser un abuelo maravilloso, disfrutar de las visitas, pasarlo bien con tu deporte o equipo favorito en la televisión, disfrutar de los abrazos o ver cómo otros se divierten.

P. 57. Me acaban de diagnosticar la enfermedad de Alzheimer y sigo trabajando. ¿Debería decírselo a mi jefe? ¿A mi familia? ¿A mis amigos?

R. 57. Esta es una pregunta difícil y para la que no hay una única respuesta correcta. Si tienes pareja, creo que deberías contárselo y hablar con ella sobre tus preferencias para el futuro (véase la pregunta 58, sobre los documentos legales). Si tienes hijos, creo que también deberías contárselo y hablar con ellos sobre el futuro. Lo mismo se aplica a cualquier persona que padezca una enfermedad grave. Hablar de la salud con tus seres queridos te proporcionará un entorno en el que expresar tus miedos y recibir apoyo emocional.

Informar a tus supervisores laborales tiene aspectos positivos y negativos. Los riesgos son que te pidan que te jubiles o te despidan, y todas las dificultades que esto podría causarte. Por otro lado, es posible que no seas capaz de reconocer si tu demencia está causando problemas en tu trabajo ahora o en el futuro. Si tu enfermedad ya está causando problemas, eso no solo podría tener consecuencias negativas, sino que también podría llevar a tu despido y a la pérdida de tus prestaciones por discapacidad. La demencia está reconocida actualmente como causa de discapacidad permanente. En algunas circunstancias, las prestaciones gubernamentales pueden tramitarse por la vía rápida si una persona padece demencia. A lo largo de los años, he tenido muchos pacientes que no sabían que padecían demencia y perdieron su trabajo como consecuencia del deterioro de su rendimiento laboral antes de acudir a una evaluación. Muchas personas no han tenido éxito al solicitar la incapacidad con carácter retroactivo, aunque en retrospectiva parece claro que la demencia las llevó a perder su empleo.

> **En algunas circunstancias, las prestaciones gubernamentales pueden tramitarse por la vía rápida si la persona padece demencia.**

En cuanto a contárselo a amigos y conocidos, creo que depende de lo bien que los conozcas, de lo cercano que seas y de si crees que puede tener alguna mala consecuencia. Hoy en día, la mayoría de las personas conocen a alguien con demencia, a menudo un padre u otro familiar. Eso debería hacer que sean más comprensivos que en el pasado. No contárselo a nadie por vergüenza no tiene sentido, pero eso no significa que tengas que decírselo a todo el mundo. Hablar sobre este tema con tu pareja o con alguien de confianza puede ayudarte a decidir a quién contárselo.

Si te han diagnosticado demencia y es probable que la enfermedad progrese, debes prepararte para la posibilidad de que, en algún momento, no puedas tomar decisiones financieras y sanitarias. Como comento en la pregunta 58, creo que lo mejor es redactar inmediatamente un testamento y establecer documentos de poder notarial duradero tanto para las decisiones sanitarias como para las financieras, si aún no se ha hecho. Debes ponerte en contacto con todas las instituciones financieras en las que tengas cuentas y averiguar qué procedimientos debes seguir para nombrar a alguien que te sustituya en el futuro, ya que no todas las empresas aceptan documentos de poder notarial duradero. Si tienes un abogado, debes tratar todas estas cuestiones con él.

P. 58. ¿Cuál es la diferencia entre designar un poder notarial al uso y uno duradero? ¿Puedes cambiar tu testamento si padeces demencia?

R. 58. Se trata de cuestiones legales complejas, por lo que debes consultar a un abogado sobre los detalles de tu situación.

En general, un documento de poder notarial designa a la persona nombrada en el documento como alguien que puede sustituirte en las formas que tú especifiques en el documento. Por ejemplo, puedes designar a alguien como tu apoderado si vas a viajar y sabes que se debe firmar un documento para vender una propiedad mientras estás fuera. Es importante destacar que debes ser competente cuando firmes un documento de poder notarial. Si más adelante te vuelves incompetente, lo que significa que no puedes tomar decisiones por ti mismo, el documento quedará sin efecto.

> Inmediatamente después de recibir un diagnóstico de demencia, debes redactar un testamento y establecer, si aún no lo has hecho, documentos de poder notarial duradero para decisiones sanitarias y financieras.

Por este motivo, en muchos lugares se han establecido documentos denominados «poderes notariales duraderos» o con algún nombre similar. La palabra clave es *duraderos*. Esto significa que el documento sigue vigente incluso si la persona que lo firma queda incapacitada. Estos documentos indican quién quieres que te sustituya si te declaran incapacitado. El mecanismo específico por el que se declara la incapacidad de una persona varía según la jurisdicción.

Casi todas las jurisdicciones separan la toma de decisiones financieras (poder notarial duradero para las finanzas) de la toma de decisiones sobre la atención médica (poder notarial duradero para la salud). En algunos lugares se han añadido otras categorías. Creo firmemente que todos los adultos deberían identificar legalmente un poder notarial duradero, ya que cualquiera puede sufrir un accidente o desarrollar una enfermedad grave y repentina y quedar incapacitado para tomar decisiones por sí mismo. Lamentablemente, la mayoría de las personas no lo hacen. Recibir un diagnóstico de demencia o de una enfermedad potencialmente mortal, como el cáncer, suele ser el detonante para preparar este tipo de documentos a modo de «instrucciones anticipadas».

En muchos lugares también se han establecido testamentos vitales. En algunos sitios, estos documentos solo son aplicables al final de la vida. Por otro lado, un poder notarial duradero para la salud ofrece a las personas una forma de expresar sus deseos sobre la atención médica cuando ya no puedan tomar decisiones por sí mismas.

La forma en que se abordan estas cuestiones varía, por lo que es importante estar informado sobre las normas específicas del lugar donde vives. A menudo se proporciona esta información en línea. Muchos centros de atención médica disponen de información sobre estos asuntos, al igual que los entes locales que se ocupan de los asuntos de la tercera edad. Los abogados de familia y los abogados especializados en sucesiones están bien informados sobre estas cuestiones.

Los testamentos dictan qué sucederá con las pertenencias de las personas, que incluyen el dinero y los bienes, cuando fallecen. Si no hay testamento, la legislación determina a quién y cómo se distribuye el patrimonio. En el caso de Estados Unidos, la oportunidad de redactar un testamento se estableció por derecho consuetudinario incluso antes de que se convirtiera en un país. El principio fundamental reflejado en los precedentes legales y la legislación es que las personas deben poder distribuir su patrimonio como deseen, incluso si otros piensan que sus decisiones son insensatas. Sin embargo, para redactar un testamento las personas deben saber qué es un testamento; deben conocer, en general, sus activos; deben tener alguna idea de cómo se distribuyen; y deben expresar quiénes desean que hereden sus pertenencias. Las personas que padecen demencia y pueden hacer estas cosas conservan la capacidad de redactar o modificar un testamento. Sin embargo, quienes padecen demencia progresiva acaban perdiendo esta capacidad. Por eso es importante redactar un testamento si te diagnostican demencia y aún no lo has hecho.

P. 59. ¿Se debe dejar de conducir al recibir el diagnóstico de demencia?

R. 59. Existe un amplio desacuerdo entre los expertos en la materia sobre esta cuestión. La respuesta también varía según los distintos países. Algunos exigen que se notifique a la oficina de tráfico cuando se diagnostica, mientras que otros no permiten que los médicos violen la confidencialidad y comuniquen el diagnóstico.

Todos los expertos coinciden en que las personas con demencia moderada o grave debido a cualquier enfermedad no deben conducir. En estas etapas de la demencia, la probabilidad de que se vea afectada la capacidad de juicio, la percepción, el tiempo de reacción y la capacidad de realizar varias tareas a la vez es alta, por lo que el riesgo de sufrir un accidente aumenta considerablemente.

El desacuerdo sobre cuándo dejar de conducir se refiere a las personas con demencia leve (reconociendo que este no es un término bien definido). Los estudios han demostrado que las tasas de accidentes son más altas entre las personas con demencia leve que en el caso del conductor medio, pero son equivalentes a las tasas de accidentes de los adolescentes varones. De ahí el dilema.

Las evaluaciones de conducción pueden hacerlas terapeutas ocupacionales capacitados y algunos países ofrecen evaluaciones si lo solicita una persona con demencia o un familiar, o si un profesional informa de que la persona puede tener alguna discapacidad.

Si alguien ha tenido un accidente después de recibir un diagnóstico de demencia, en mi opinión, debería dejar de conducir. Lo digo porque nunca se puede estar seguro de que la demencia no haya contribuido al accidente. Esto es así incluso si se reconoce la culpa del otro conductor. Algunos profesionales hablan de la «prueba del nieto»: si no dejarías que alguien en concreto llevara en coche a tus nietos, entonces esa persona no debería conducir.

P. 60. Nuestra familia se ha ido de crucero una vez al año durante los últimos veinte años. A mi esposo le diagnosticaron demencia de causa desconocida hace dos años y me pregunto si deberíamos continuar con la tradición. Uno de nuestros hijos dice que no, mientras que los demás están de acuerdo conmigo en que deberíamos intentarlo. ¿Qué me recomiendas?

R. 60. Por tu pregunta, deduzco que a tu esposo siempre le ha gustado ir de crucero. También parece que te gustaría continuar haciéndolo porque quieres que él siga disfrutando y porque deseas hacer algo en familia que siempre ha sido una fuente de diversión para todos.

Los riesgos de irte de crucero con tu marido incluyen que se pierda en un lugar desconocido y la preocupación que eso te causaría a ti y a él. Es posible que él sea menos capaz de participar en las actividades a bordo y fuera del barco que en el pasado, lo que podría llegar a ser molesto. Es posible que necesite tener a alguien con él en todo momento para garantizar su seguridad, pero eso tal vez no le acabe gustando, no comprenda ni acepte esa necesidad.

Por otro lado, hay muchos beneficios potenciales para vosotros del hecho de iros de crucero. Tu esposo estaría haciendo algo que le resulta familiar y que siempre ha disfrutado. Para todos los miembros de la familia, sería una forma de continuar una tradición que durante mucho tiempo ha sido especial. Para ti, el crucero sería tanto una forma de estar con todos los miembros de la familia como de alejarte de tus responsabilidades como cuidadora principal, mientras los demás pasan tiempo con él.

Si el año pasado hiciste un viaje y no hubo problemas, es poco probable que este año surjan inconvenientes graves. Sin embargo, dado que siempre existe la posibilidad de que surjan problemas, deberías preguntar a tu familia cómo se sentirían llegado el caso. Si todos aceptáis que el riesgo es bajo, entonces vale la pena correrlo.

En cambio, si hubo problemas el año pasado, la probabilidad de que surjan más dificultades este año es significativa. Te recomiendo que lo abordes abiertamente con los demás miembros de la familia.

Otra opción posible es hacer un viaje corto (de dos o tres días) a un hotel cercano y ver cómo va. Si no hay problemas, es probable que el crucero transcurra sin problemas. Además, infórmate sobre la disponibilidad de cruceros adaptados a personas con demencia.

No hay forma de predecir si llegará un momento en el que estos viajes ya no sean posibles. Todas las personas con las que viajas deben ser conscientes de que la demencia de tu marido aumenta el riesgo de que surjan problemas, pero no los hace inevitables. Su seguridad y disfrute son importantes. Debes sopesar los posibles beneficios y riesgos a la hora de tomar la decisión final.

P. 61. A mi esposo le diagnosticaron la enfermedad de Alzheimer hace aproximadamente un año, pero sigue negando que tenga problema alguno de memoria. Es capaz de conducir y quedarse solo en casa sin inconveniente. ¿Hay algo que yo pueda hacer para convencerlo de que tiene una enfermedad que le afecta a la memoria? ¿Se trata de un caso de negación?

R. 61. Más de un tercio de las personas a las que se les ha diagnosticado la enfermedad de Alzheimer no son conscientes de sus dificultades o niegan tener problemas cuando se les comunica el diagnóstico. Un porcentaje aún mayor dirá cosas como esta: «Por supuesto que tengo problemas de memoria. Como todo el mundo a mi edad». Esto también es una prueba de falta de toma de conciencia.

En mi opinión, esta inconsciencia suele ser un síntoma de la enfermedad (véase la pregunta 92). Una de las razones de esta conclusión es que los índices de inconsciencia son mucho más bajos en quienes padecen demencia vascular o enfermedad de Huntington de la misma gravedad. Incluso si no estoy en lo cierto y esta negación es el resultado de una incapacidad para aceptar el diagnóstico, la conclusión es que la persona es incapaz de saberlo o no quiere saberlo. Sea cual sea la realidad, intentar convencerla no servirá de nada y podría alterarla.

Por desgracia, esta inconsciencia puede acarrear problemas cuando llegue el momento en que no deba conducir, salir sin compañía, quedarse a solas en casa, pagar facturas, cuidar niños o tomar medicamentos sin supervisión.

Te recomiendo que siempre le recuerdes a tu esposo que el diagnóstico lo hizo su médico. Podrías decirle: «No olvides que fue tu doctor quien hizo el diagnóstico». De esa manera, si no está de acuerdo, puedes decirle: «Bueno, tenemos cita con tu médico dentro de unas semanas. Tienes que decirle a él que no estás de acuerdo». Si hay algo que no debería hacer porque es peligroso, puedes añadir: «Mientras tanto, no creo que debas [lo que sea, como salir a caminar solo] hasta que el doctor te dé el visto bueno».

P. 62. ¿Cómo puedo abordar con mi esposa, que padece demencia en fase inicial, la posibilidad de obtener más ayuda cuando llegue el momento en que necesite más cuidados?

R. 62. La respuesta depende de si tu esposa es consciente de su diagnóstico y puede comprender que tiene un problema. En caso afirmativo, te sugiero que mantengas ahora una conversación sobre los planes futuros. Un buen punto de partida es establecer documentos de poder notarial duradero y redactar un testamento, si tú y ella aún no lo habéis hecho, o revisar los documentos si ya los tenéis. Esta conversación puede servir de introducción para hablar y planificar una variedad de posibles escenarios para ambos en el futuro.

Utiliza su respuesta para saber hasta qué punto puedes entrar en detalles. Si se muestra inquieta o molesta, no lo alargues. En general, recomiendo reconocer que puede molestarse («Sé que es difícil hablar de esto. Para mí también lo es»), pero, si eso la molesta aún más, detente y retoma la conversación otro día. Si ella es capaz de hablar sobre estos temas, puede ser útil discutirlos como situaciones posibles («¿Qué pasaría si me enfermara o no pudiera ayudarte tanto como necesito?»). Si su respuesta es «Tranquilo, que eso nunca sucederá», está bien decir «Espero que no, pero ¿qué deberíamos hacer si no puedo darte la ayuda que necesitas?».

Estas conversaciones resultan difíciles para la mayoría de las personas. La demencia puede impedir que algunas participen debido a su capacidad de razonamiento deteriorada, ya sea porque se alteran con facilidad o porque carecen de la cognición necesaria.

Sin embargo, es posible que tu esposa aún pueda hablar de estos temas de manera general. Podrías intentar expresar tus preferencias y luego preguntarle qué haría ella. Por ejemplo: «Si me enfermara gravemente y necesitara más ayuda de la que tú pudieras brindarme, me gustaría [lo que tú desees, por ejemplo, que nos atendieran cuidadores a domicilio en nuestra casa]. Y a ti, ¿qué te gustaría?».

Desafortunadamente, algunas personas no son capaces de hablar sobre estos temas, incluso cuando su demencia es leve. Si ya habéis hablado anteriormente, considera utilizar esas conversaciones como guía para conocer sus preferencias.

P. 63. Mi hija de diez años me ha preguntado varias veces por qué su abuelo, al que le han diagnosticado la enfermedad de Alzheimer, ha cambiado. ¿Debería hablarle de su diagnóstico? ¿Qué puede entender a esa edad?

R. 63. Creo que deberías hablar con ella y analizar sus respuestas para decidir cuántos detalles darle. Como mínimo, explícale que lo que ha notado se debe a una enfermedad. Te sugiero que hagas hincapié en que él la quiere y que la familia sigue queriéndolo. Destaca todo aquello que disfrutáis haciendo juntos. Si te pregunta sobre la enfermedad, es razonable decirle cómo se llama. Hay varios libros sobre la enfermedad de Alzheimer para niños y adolescentes. Es posible que quiera leer uno por su cuenta y hacer preguntas, o que quiera leerlo contigo.

P. 64. Mi padre, de 78 años, ha cuidado de mi madre durante casi tres años. Le he sugerido varias veces que asista a un grupo de apoyo, pero siempre responde que no lo necesita. ¿Hay algo que pueda decirle para convencerlo?

R. 64. Creo que los grupos de apoyo son un recurso maravilloso. Siempre he animado a las personas cuidadoras con las que interactúo a que consideren la posibilidad de acudir a uno. Los grupos de apoyo son una gran fuente de información sobre los recursos comunitarios y las posibles soluciones a problemas difíciles. También implican un alto grado de apoyo emocional por parte de personas que se enfrentan a retos similares. Dicho esto, no son para todo el mundo. Algunos cuidadores están bien y no necesitan más apoyo ni información. Otros son demasiado introvertidos para el tipo de experiencia que ofrecen. Si tu padre parece estar bien, no creo que debas intentar convencerlo de que acuda a un grupo de este tipo.

Por otro lado, si parece desmoralizado, cansado, enfadado o abrumado, te sugiero que le comentes con delicadeza todo esto y le digas que hay muchas formas de apoyo a las que podría sumarse. Entre ellas se encuentran los familiares, los amigos, la iglesia a la que pertenezca, los servicios de asesoramiento y los grupos de apoyo.

Si parece estar pasando por dificultades emocionales, también te recomiendo que le digas que te preocupas tanto por tu madre como por él y que buscar ayuda será bueno para ambos. Si te preocupa lo que pudiera costar, averigua si hay que pagar algo o no, pues la mayoría de los grupos de apoyo son gratuitos. Podrías ofrecerte a asistir al grupo con él para que lo pruebe. Si sigue resistiéndose a buscar ayuda y parece que está empeorando, podrías preguntarle si consideraría la posibilidad de un cuidado de relevo o un cuidado a largo plazo para tu madre.

P. 65. Mi madre siempre ha sido una persona alegre y lleva varios años cuidando muy bien de mi padre. Sin embargo, últimamente parece triste y deprimida. Habla mucho menos por teléfono, no parece querer ver a mis hijos y llora por cualquier cosa. Le dije que me preocupaba que estuviera deprimida, pero ella lo descartó diciendo que «es parte del trabajo de cuidar». ¿Qué opinas?

R. 65. Aunque cuidar duplica o triplica el riesgo de sentirse desmoralizado, la mayoría de quienes lo hacen nunca desarrollan depresión clínica. El hecho de que tu madre parezca distinta con respecto a su estado habitual sugiere que está experimentando una depresión clínica; su menor energía, el hecho de que evite actividades que normalmente le gustan y sus llantos frecuentes lo confirman.

> Si una persona con demencia lleva teléfono, sus cuidadores principales deben introducir su número y el de otros contactos de emergencia con el nombre de «ICE» (en caso de emergencia, por sus siglas en inglés), en «Favoritos», y en la agenda del teléfono bajo «Esposa», «Esposo», «Hijo», «Hija», «Amigo» o «Amiga».

Te sugiero que le digas varias cosas a tu madre. En primer lugar, que la ves diferente y que no es, para nada, algo habitual entre las personas que cuidan. Dile que tiene ciertos síntomas (enumerados en el párrafo anterior) que sugieren que padece depresión. Coméntale también que solo le recomiendas que se someta a una evaluación y que, si no estás en lo cierto, podréis pasar página. Por último, dile que hay pruebas sólidas de que la depresión responde bien al tratamiento y que las investigaciones han demostrado que, cuando mejora la depresión de un cuidador, también mejoran el estado de ánimo y el comportamiento de la persona con demencia.

P. 66. Aprovechando mi anonimato, reconozco que le he gritado a mi marido dos veces en el último mes. Tiene demencia y sé que no está bien, pero no pude controlarme. Nunca le pegaría, pero me siento muy culpable. ¿Crees que esto significa que debería ingresarlo en una residencia?

R. 66. La culpa y la frustración son sentimientos muy comunes entre los cuidadores de personas con enfermedades crónicas, especialmente entre quienes están a cargo de personas con demencia. La culpa puede ser una señal de que estás abrumada, por lo que deberías preguntarte si necesitas más ayuda en casa, unas breves vacaciones o la ayuda que ofrece un grupo de apoyo (véase la pregunta 64).

Supongo que no perteneces a ningún grupo de apoyo o, si es así, que no has mencionado que le gritaste a tu marido. Si lo hubieras hecho, probablemente habrías descubierto que a casi todos los miembros del grupo les ha sucedido lo mismo en alguna ocasión. Y, al igual que tú, todos sienten arrepentimiento. Las pérdidas de control frecuentes sugieren que quien cuida se siente abrumado, pero los episodios ocasionales son tan comunes que los considero normales. Encontrar una válvula de escape para tu frustración, como hablar con amigos, unirte a un grupo de apoyo o abordar el asunto con miembros de tu iglesia, puede ayudar, al igual que tomarte un descanso. Si el problema continúa, considera hablar con un consejero. Si todo esto no ayuda, deberías pensar en alternativas.

P. 67. ¿Cómo se apoya a distancia a la persona que cuida?

R. 67. Solo alrededor de la mitad de los familiares viven cerca de un ser querido al que se le ha diagnosticado la enfermedad de Alzheimer. Cuando alguien con demencia vive con su pareja o cerca de otros familiares, estas personas asumen la mayor parte de las responsabilidades del cuidado. Es importante que los familiares que viven fuera de la ciudad tengan esto en cuenta, ya que a menudo es difícil saber exactamente cuáles son los problemas desde la distancia.

Un primer paso importante para quienes viven lejos es reconocer que quienes están cerca son los que más probablemente conocen los problemas cotidianos, tanto positivos como negativos. Hay que darse cuenta de que tanto la persona con la enfermedad como quienes le prestan cuidados necesitan apoyo. Sugiero que aquellas personas que viven lejos se comuniquen por teléfono con regularidad. Creo que esta vía es mejor que los mensajes de texto o el correo electrónico porque es más personal. Además, a veces se detectan problemas por la voz que pasan desapercibidos por escrito. Si llamas con regularidad, no descartes la posibilidad de que la persona que cuida sienta que estás controlándola. Llegado el caso, tranquilízala diciéndole que quieres estar al tanto y ayudar, pero que no estás cuestionando su capacidad. Si te preocupa que esté abrumada o ya no sea capaz de proporcionar lo que se necesita, intenta visitarla en persona para evaluar la situación.

Creo firmemente que, cuanta más información se tiene, más probabilidades hay de averiguar qué se debe hacer. Pide al cuidador que te informe sobre los resultados de las visitas al médico y a otros profesionales cada vez que os pongáis en contacto. Ten en cuenta que muchos cuidadores consideran que son quienes mejor conocen la situación. Dado que es posible que sea cierto, pregúntales por sus observaciones y opiniones.

Visita con la mayor frecuencia posible para ver cómo van las cosas y evaluar qué se necesita. Si es posible, presta tú mismo algunos cuidados y dale un respiro a la persona que proporciona la mayor parte del apoyo. Asegúrate de que tu visita no suponga una carga adicional.

Anima a quienes más cuidados asumen a utilizar los servicios y apoyos disponibles. Sé consciente de que los cuidadores habituales pueden mostrarse reacios a recurrir a ayuda adicional porque lo ven como una derrota. Si este es el caso, intenta convencerlos de que recibir ayuda es lo mejor tanto para la persona enferma como para ellos. Si el cuidador cree que nadie puede hacer el trabajo tan bien como él o ella, empatiza con su dilema: puede que tenga razón, pero recibir ayuda adicional podría facilitar las cosas. Es posible que tengas que repetir tu oferta más de una vez.

P. 68. ¿Cómo puedo encontrar a gente competente que me ayude en casa?

R. 68. Recibir ayuda de personas externas puede prolongar la capacidad de la persona enferma para permanecer en su propio hogar, un objetivo de casi todas las personas con demencia y quienes las cuidan. Algunos cuidadores necesitan ayuda con determinadas tareas, como bañar, vestir o mover a una persona encamada, mientras que otros la requieren para preparar las comidas, limpiar la casa o descansar del cuidado.

Muchas agencias ofrecen este tipo de ayuda. Si conoces a alguien que la haya recibido, pregúntale. Es posible que te recomiende una agencia o una persona específica que le haya ayudado o que te remita a alguien que sepa qué opciones hay o quién puede ayudarte. Si formas parte de un grupo de apoyo, pregunta a los demás participantes si pueden recomendarte a alguien o una agencia. Es posible que, si tienes en tu entorno a un trabajador social, esta persona conozca alguna agencia que preste especial atención a las necesidades de quienes sufren demencia.

Asegúrate de que la agencia esté avalada. Esto significa que revisa las credenciales de las personas que contrata y que toma medidas de reembolso en caso de robo o estafa.

Si no estás satisfecho con un proveedor de cuidados profesionales, comunícaselo a la agencia. Explícales directamente cuáles son tus inquietudes y pregúntales si hay otra persona que pueda satisfacer mejor tus necesidades. Si contrataste a una persona directamente y no te convencen sus servicios, puedes rescindir el contrato e intentar encontrar a alguien más adecuado, pero ten en cuenta que puede llevarte un tiempo.

Si buscas ayuda a domicilio, pregunta a quienes ya la hayan recibido. Es posible que puedan recomendarte a personas, agencias o servicios de referencia.

P. 69. Mi padre tiene demencia y está previsto que ingrese en el hospital la semana que viene para someterse a una operación de prótesis de cadera. ¿Hay algo de lo que deba preocuparme?

R. 69. La demencia aumenta el riesgo de desarrollar delirio de resultas de una complicación de la anestesia, la intervención quirúrgica o la atención médica posoperatoria. El delirio se caracteriza por un empeoramiento repentino de la cognición y un nivel alterado de alerta (las personas se muestran somnolientas o hiperalertas). El delirio prolonga las estancias hospitalarias, interfiere en la recuperación y la rehabilitación, incrementa el coste de la atención en caso de que no sea gratuita y aumenta el riesgo de morir en el año siguiente.

Es importante destacar que el delirio se puede prevenir:

- Recordándole con frecuencia a la persona dónde está y por qué está allí («Ayer te operaron de la cadera y permanecerás en el hospital dos o tres días»).

- Proporcionando una iluminación adecuada durante el día y una iluminación mínima por la noche.

- Asegurándose de que el equipo médico preste especial atención al estado de hidratación de la persona.

- Supervisando cuidadosamente la medicación y garantizando que la persona toma las dosis más bajas posibles.

- Evitando los ruidos innecesarios.

- Animando a la persona a caminar tan pronto y tanto como sea posible desde el punto de vista médico.

- Iniciando la fisioterapia y la terapia ocupacional lo antes posible.

Recomiendo que, si es una opción, un familiar o un cuidador remunerado esté con tu padre las veinticuatro horas del día. Esta persona debe recordarle, con la frecuencia que sea necesaria, dónde se encuentra y por qué está allí, teniendo en cuenta que es posible que no recuerde lo que se le ha dicho al cabo de unos minutos. Esta persona también puede responder a sus preguntas, mantenerlo estimulado cuando esté despierto y llamar al personal si surge algún problema.

P. 70. Mi madre, a quien le diagnosticaron la enfermedad de Alzheimer hace varios años, ha empezado a acusarme de robarle dinero. Me duele mucho porque vive con nosotros y yo soy su principal cuidador. Sé que esta obsesión probablemente proviene de la enfermedad, pero aun así me duele cuando lo dice.

R. 70. Este es un síntoma común y angustiante. Tú sabes que no es cierto, pero es posible que otras personas que escuchan la acusación no lo sepan. Si es el caso, hazles saber discretamente que se trata de un síntoma de su enfermedad.

Si acusa a otra persona, haz todo lo posible por averiguar si lo que dice es cierto. Lamentablemente, hay quienes se aprovechan de las personas enfermas y dependientes.

Quien hace las acusaciones puede haber perdido su bolso o cartera y suponer que alguien se lo ha llevado. Si es el caso, pregúntale si puedes ayudar a buscarlo. Si funciona, guarda un bolso o cartera extra en su habitación. Algunas personas se sienten más tranquilas si tienen algunos billetes a mano. Si tener algo de dinero la tranquiliza, muéstrale la cartera con el dinero y ofrécele una salida, por ejemplo: «Entiendo lo molesta que te sentías al no encontrarla».

Un enfoque que suele ser eficaz es distraer y tranquilizar a la persona. Dile que lo investigarás, pero pregúntale si, por ahora, podría ayudarte con alguna tarea o contarte qué ha pasado hoy. Es posible que se distraiga con la conversación y se olvide de sus acusaciones, al menos por un rato.

Evita los medicamentos antipsicóticos siempre que sea posible (véase la pregunta 52). La desconfianza y las acusaciones no deben tratarse con medicamentos, a menos que supongan un riesgo significativo de daño para esa persona o gente de su alrededor, o que la situación sea muy angustiosa para el enfermo.

P. 71. A mi hermano le han diagnosticado la enfermedad de Alzheimer y ahora tiene muchas dificultades para recordar palabras y nombres. ¿Debería ayudarle o es mejor que estimule su memoria intentando encontrar por sí mismo las palabras que quiere decir?

R. 71. Cuando hacemos ejercicio físico, solemos pensar que, cuanto más nos esforzamos, más beneficios obtenemos. Sin embargo, cuando las personas han sufrido lesiones físicas y no pueden realizar una actividad, se benefician más si les proporcionamos la ayuda que necesitan para mantenerse lo más funcionales y activas posible. Por ejemplo, si una persona ha sufrido un derrame cerebral y tiene mucha debilidad en un lado del cuerpo, le proporcionamos el apoyo necesario para que pueda ponerse de pie y caminar, como un bastón o un andador, y diseñamos un programa de rehabilitación con el objetivo de fortalecer los músculos más débiles.

Se debería aplicar un principio similar para ayudar a las personas con demencia y otras enfermedades que afectan a la cognición. Quienes sufren demencia y por ello tienen problemas para encontrar las palabras adecuadas se sienten frustradas por su dificultad para decir lo que quieren. Esta frustración les hace aún más difícil lograrlo. De esto deduzco que la mayoría de las personas con un deterioro del lenguaje causado por la demencia (véase la pregunta 7) mejoran cuando se les da la palabra que parecen estar buscando. Esto les permite continuar la conversación, que es su objetivo. Si no estás seguro de qué palabra está tratando de decir tu hermano, puedes ofrecerle varias para que elija.

En ocasiones, las personas se frustran o enfadan más si intentas darles la palabra que están buscando. Si ocurre muy a menudo, deja de darles sugerencias. Puedes preguntarles qué prefieren, pero a menudo son incapaces de entender la pregunta o expresar su verdadero deseo.

> La mayoría de las personas con deterioro del lenguaje causado por la demencia se desenvuelven mejor cuando se les proporciona la palabra que parecen estar buscando.

Algunas personas con trastornos del lenguaje causados por la enfermedad de Alzheimer o la demencia frontotemporal no reconocen sus trastornos o son incapaces de expresar lo que quieren decir. Quienes padecen este tipo de afasia a veces no pueden reconocer que tienen un problema para comunicarse.

Algunas personas con problemas del lenguaje son capaces de comprender las señales no verbales, ya sea información visual o táctil. Por ejemplo, si le pides a alguien que se dirija a la mesa del comedor y te mueves en esa dirección, es más probable que comprenda tu petición que si solo utilizas palabras. Tocarle suavemente el codo y guiarlo hacia el comedor es una forma de comunicar la misma información de forma no verbal a través del tacto.

P. 72. ¿Hay algo que pueda hacer cuando mi esposa se niega a tomar la medicación?

R. 72. Es importante asegurarse de que ella (y cada uno de nosotros) solo tome los medicamentos que sean necesarios y potencialmente beneficiosos. Reducir el número de pastillas eliminando los medicamentos innecesarios, administrando el menor número de veces posible al día y maximizando la cantidad en una sola pastilla puede ayudar a resolver este problema.

Pregunta a tus médicos si hay medicamentos que se puedan eliminar o si hay formas de reducir el número de tomas al día. Si prefiere los líquidos a las pastillas, pregunta si hay alguna forma líquida del fármaco.

Pregúntale a tu esposa si hay alguna razón por la que no quiere tomar la medicación. ¿Tiene mal sabor? ¿Le duele al tragar las pastillas? ¿Siente desesperación y que tomar la medicación no le ayudará? Si puede expresar una razón, ¿hay algo que se pueda hacer para mejorar su situación?

Algunos medicamentos tienen formulaciones de acción prolongada que son igualmente eficaces y reducirían el número de tomas. Pregúntale si prefiere una medicación líquida. Averigua si hay algún parche disponible y, en caso afirmativo, pregúntale si lo preferiría. Determina si se siente más cómoda tomando unas pocas pastillas en 15-20 minutos.

Algunas personas aceptan mejor los cuidados en un momento del día que en otro. Si la persona con demencia se niega a tomar la medicación, pregúntale al médico si se le puede administrar en el momento del día en que sea más probable que coopere. Hay medicamentos cuya dosis se puede omitir de vez en cuando sin riesgo, pero no es lo habitual. Pregunta al médico o al personal de enfermería qué hacer si se omite una dosis.

Es importante averiguar si la persona que rechaza la medicación tiene la capacidad de tomar una decisión basada en una evaluación de los riesgos y beneficios de los medicamentos. Esta determinación depende de una evaluación de la competencia, que debe hacer un profesional. Una de las razones para nombrar un poder notarial duradero para la salud es que la persona designada pueda tomar esas decisiones por alguien que se ha vuelto, y ha sido declarado, incompetente para tomarlas. El hecho de que alguien con demencia rechace un medicamento, una prueba médica o una intervención médica no significa que carezca de la competencia para tomar decisiones. Si la persona es competente y capaz de sopesar los riesgos y beneficios, debemos respetar su deseo.

Hay diversidad de opiniones sobre la posibilidad de introducir de forma encubierta pastillas trituradas en alimentos, como el puré de manzana, o disolverlas en un líquido si una persona se niega a tomar la medicación. Creo que es apropiado hacerlo si la persona ha perdido la capacidad para tomar decisiones médicas y si quien toma las decisiones en su nombre está de acuerdo en que este enfoque es aceptable. Reconozco que esta opción ignora la libertad de elección de la persona, pero, si se ha declarado incapaz de tomar decisiones médicas, tampoco puede tomar decisiones razonadas.

P. 73. Me preocupa que mi esposo se aleje de casa. Quiero que esté seguro, pero también que disponga de la mayor independencia posible. ¿Qué tecnología puedo utilizar con este objetivo?

R. 73. Vale la pena considerar, antes de nada, una tecnología «antigua»: una pulsera con el nombre de la persona, los números de teléfono de contacto en caso de emergencia y el diagnóstico. Si lleva habitualmente una cartera, coloca en ella una tarjeta con la información de contacto de emergencia en uno o varios lugares.

Los teléfonos móviles ofrecen funciones que pueden aumentar la seguridad de las personas. Muchos modelos tienen aplicaciones de salud o configuraciones «ICE» (en caso de emergencia, por sus siglas en inglés) a las que se puede acceder incluso si el teléfono está bloqueado. Incluye tu número de teléfono y el de otros contactos de emergencia en «Favoritos» para que puedan ponerse en contacto contigo. Incluye también la información en la lista de contactos bajo el nombre de «Esposa», «Hijo», «Hija», etc., para identificar a quién se debe llamar en caso de emergencia.

Es posible que tu esposo recuerde cómo usar su teléfono, aunque esté empezando a tener problemas de memoria. Haz que te llame de la forma más sencilla posible y que practique cómo hacerlo. Las personas con la enfermedad de Alzheimer conservan durante mucho tiempo la capacidad de aprender nuevas tareas, aunque tengan dificultades para recordar acontecimientos recientes. Por eso, es posible que tu esposo aprenda a usar un teléfono móvil, aunque nunca haya tenido uno, o que aprenda una nueva forma de ponerse en contacto contigo utilizando un teléfono que ya tiene desde hace tiempo (véase la pregunta 36).

Llama a tu esposo con regularidad para que tu nombre y número aparezcan en la lista de «Llamadas recientes», que es otro lugar donde un extraño podría buscar contactos de emergencia. Si has etiquetado tu información de contacto como «Esposa» y «ICE», estas etiquetas aparecerán en la lista de llamadas recientes.

> Si una persona con demencia puede llevar un telé-
> fono, sus cuidadores principales deben poner su
> propio número de teléfono y el de otros contac-
> tos de emergencia en «ICE» (en caso de emergen-
> cia, por sus siglas en inglés), en «Favoritos», y en
> la agenda del teléfono bajo el nombre de «Esposa»,
> «Hijo», «Hija», etc.

Hay aplicaciones que pueden ayudarte a localizar o seguir a tu marido. Varían según el fabricante del teléfono y el operador. Los chips localizadores que se fabrican para ayudar a encontrar llaves y gafas se pueden colocar en una cartera, un bolso o cualquier otro objeto que la persona lleve siempre consigo.

P. 74. Mi esposo camina mucho por la casa. ¿Es malo para él o es un buen ejercicio?

R. 74. Muchas personas con demencia parecen caminar por su casa o por algún otro lugar sin un objetivo claro, pero es importante preguntarse si es un problema y por qué.

Los libros y las canciones escritos sobre «vagabundos» y «personas errantes» suelen describir estas acciones de forma positiva. Entiendo que esto significa que algunas personas eligen caminar más que otras, y que no es necesariamente negativo. Por ello no me gusta el término *deambular*, porque tiene una connotación negativa.

Las personas con demencia que caminan cuando los demás no lo hacen pueden estar aburridas, sentirse perdidas o incómodas en un lugar desconocido. Es posible que estén buscando algo o alguien familiar, o que estén haciendo ejercicio.

Es más probable que encuentres actividades que la persona pueda realizar sentada y disfrutar si sabes qué le gustaba antes y qué le gusta ahora. Puede que tengas que probar varias cosas hasta dar con actividades que le interesen (véase la pregunta 38). Puede implicar permitir que la persona participe en una actividad durante solo unos minutos, que luego se levante y se mueva, y que más tarde haya que animarla a volver a la actividad.

Es muy posible que a tu esposo le guste caminar y explorar el entorno. Para las personas que se encuentran en un centro donde no hay peligro ni impacto negativo en la calidad de vida de los demás residentes, a menudo lo mejor es permitirles caminar o moverse (sin interferir en ello). A veces, los familiares se preocupan cuando observan que la persona se mueve sin parar. Informarles sobre el tema puede ayudarles a comprender que deambular no es necesariamente un problema.

Sin embargo, hay ocasiones en las que desplazarse pone a quien lo hace en riesgo de sufrir daños o peligros, o pone a otros en riesgo de sufrir daños. Algunos ejemplos son salir a la calle con mal tiempo, salir de casa o de un centro y no ser capaz de encontrar el camino de vuelta y caminar por un lugar en el que existe el riesgo de ser atropellado por un coche, sufrir una agresión o ser víctima de algún tipo de abuso.

Un número muy reducido de personas parecen ser «caminantes compulsivos»: caminan constantemente durante las horas en que están despiertas, no se detienen ni siquiera para comer y parecen inquietas. Los intentos por involucrarlas en actividades no tienen éxito. A menudo no son capaces de sentarse con sus seres queridos u otros visitantes. Creo que este raro fenómeno podría ser un síntoma cerebral. No conozco ninguna intervención que cambie el caminar acelerado, por lo que debe tolerarse a menos que ponga en riesgo a otros (por ejemplo, si choca con personas frágiles). Incluso si la persona con demencia corre el riesgo de sufrir daños por caídas, el riesgo de sufrir daños por inmovilizarla suele ser mayor.

Los medicamentos antipsicóticos pueden causar agitación y deben evitarse en la medida de lo posible.

P. 75. Mi padre tiene alzhéimer y no me reconoce. Cuando le digo que soy su hija mayor se enfada mucho y me llama mentirosa. Lleva dos años viviendo con nosotros y esto ha empezado hace poco. ¿Cómo es posible, si todavía puede decirme en qué ciudad creció y a qué universidad fue?

R. 75. «Agnosia» es el término utilizado para describir la incapacidad de reconocer lo más familiar a pesar de que no haya problemas de visión. Es uno de los síntomas que suele aparecer en la segunda fase de la enfermedad de Alzheimer (véase la pregunta 7) y en personas que han sufrido un accidente cerebrovascular en el lóbulo parietal derecho (véase la figura de la pregunta 16). El hecho de que tu padre sepa dónde creció sugiere que no se trata de un problema de memoria. Probablemente sea capaz de decirte los nombres de todos sus hijos, lo que refuerza la idea de que no ha olvidado que tiene hijos ni quiénes son.

Algunas personas son incapaces de reconocer objetos familiares, como un tenedor, aunque pueden utilizarlos si se los colocan en la mano o se encuentran en su casa, a pesar de haber vivido allí durante muchos años. Hay quienes solo pueden ver un objeto a la vez cuando hay varios en su campo de visión. Por ejemplo, algunas personas solo pueden ver uno de los varios alimentos que hay en su plato. La agnosia se distingue del olvido porque la persona que la sufre puede hablarte de alguien cuyo rostro no puede reconocer, describir detalles sobre el aspecto de su casa o decirte cómo son los diferentes alimentos.

Intentar convencer a tu padre de «la verdad» solo lo enfadará más porque saberla no puede corregir su capacidad deteriorada para reconocerte. Muchas personas con este síntoma se sienten cómodas con sus seres queridos, aunque no puedan reconocerlos. Es posible que tu padre te reconozca por tu voz, pero no por tu rostro.

La agnosia puede ser un síntoma especialmente molesto para las personas que cuidan. Puede ser útil hablar de tu dolor con otras personas que consideres que puedan comprenderte. Tener en cuenta que este síntoma no refleja el amor que él te tiene no hará que el malestar desaparezca, pero puede aliviarlo un poco.

P. 76. ¿Cómo se diferencia la incontinencia de no saber dónde ir al baño?

R. 76. Por incontinencia, supongo que te refieres a la incapacidad de controlar voluntariamente la micción y la función intestinal. Una persona que desarrolla incontinencia debe ser evaluada por un médico o enfermero para asegurarse de que no se debe a una infección o a algún otro problema fisiológico. Si esa evaluación no encuentra una causa tratable, entonces debe centrarse en si se pueden evitar los problemas asociados con la incontinencia.

Tu pregunta pone de relieve el hecho de que hay múltiples razones por las que los adultos pueden no ser capaces de usar el inodoro correctamente. Quienes sufren incontinencia tal vez no encuentran el inodoro, no pueden reconocerlo visualmente o no pueden sentarse en él dado que son incapaces de visualizar dónde está cuando se ponen de espaldas al asiento del inodoro.

Los problemas de percepción que se desarrollan en la fase intermedia de la enfermedad de Alzheimer explican la incapacidad para percibir con precisión el inodoro (no saben lo que están viendo y, por lo tanto, no lo reconocen como un inodoro) y la incapacidad de sentarse cuando están de espaldas a él. Estos son ejemplos de agnosia, la dificultad o imposibilidad de reconocer un objeto familiar o de localizar en el espacio un objeto que no se está mirando directamente (véanse las preguntas 7 y 75).

Son muchas las personas que pueden sufrir incontinencia porque no saben dónde se encuentra el baño, ya sea en casa o fuera de ella. Curiosamente, muchos de quienes padecen la enfermedad de Alzheimer pueden aprender la ubicación del baño varias semanas después de mudarse a una nueva casa o centro.

Muchos, especialmente los hombres, orinan en macetas o plantas. Esto sugeriría que aún tienen control voluntario, pero no saben dónde está el baño, no pueden reconocer un inodoro o no saben cómo usarlo.

La mayoría de las personas con demencia avanzada pierden la capacidad de iniciar y detener voluntariamente la micción y las deposiciones porque las partes del cerebro que controlan la micción y la evacuación intestinal voluntarias las ha destruido la enfermedad cerebral.

Independientemente de la causa, muchas personas que han desarrollado problemas para orinar y defecar pueden mantenerse secas y limpias si se les establece un horario para ir al baño. Esto significa animarlas o llevarlas al baño cada cierto lapso, como dos horas. Para determinar si el horario va a ayudar, es imprescindible que se siga de la manera más estricta posible. Cada dos o tres horas significa exactamente eso. Siendo realistas, es posible que a veces no puedas hacerlo, pero debería ser posible la mayor parte del tiempo.

Tal vez a algunas personas con demencia e incontinencia no les guste tener un horario fijo o se sientan avergonzadas y digan que se las está tratando como a niños. Es más probable que tengas éxito si sugieres ir al baño de manera informal. Cuanto más natural lo hagas, menos probable será que lo tomen como un insulto: «Ya que vamos al supermercado, ¿por qué no vas al baño antes de salir? Ya sabes lo difícil que es caminar hasta el baño de la tienda».

> Animar a las personas con incontinencia a ir al baño cada dos horas puede ayudarles a mantenerse secas y limpias durante el día.

P. 77. ¿Cómo puedo hacer que mi marido duerma mejor? ¿Cómo calmo sus miedos en mitad de la noche? Su médico le ha recetado medicamentos para dormir, pero no le hacen efecto.

R. 77. Los trastornos del sueño son comunes en los casos de demencia. Al igual que con cualquier problema, es importante hacerse varias preguntas:

1. ¿Por qué es un problema? ¿Supone un problema para la persona con demencia? ¿Para la persona que cuida? ¿Para los demás?

   → Si le causa angustia a la persona con demencia o la pone en riesgo de sufrir daños, entonces debe abordarse.
   → Si se trata de un problema para la persona que cuida, pero no para quien sufre demencia, es razonable preguntarse si aquella es capaz de aceptar y adaptarse al horario de sueño de la persona enferma.
   → Si el problema está afectando tu capacidad para seguir cuidando de tu marido, entonces debe identificarse como un problema y debe intentarse solucionarlo.

2. ¿Cuáles son las causas probables o potenciales de sus trastornos del sueño? Hablar de este tema con un profesional que conozca bien la demencia podría

ayudar a aclarar si está relacionado con alguna de las siguientes causas:

→ **Medicamentos o sustancias estimulantes.** Las pastillas diuréticas que se toman por la noche o antes de acostarse pueden interrumpir el sueño al hacer que la persona se despierte para orinar. Las bebidas que contienen cafeína o los alimentos que se consumen con la cena o después de ella pueden contribuir a la dificultad para conciliar el sueño. Algunos medicamentos que se administran para mejorar el sueño pueden sedar a la persona, pero también suprimir la fase REM del sueño y provocar desvelos en mitad de la noche. El alcohol también puede tener este efecto, además de actuar como diurético. Los antidepresivos y los medicamentos contra el alzhéimer pueden provocar sueños vívidos que despiertan a quienes los toman. Si los medicamentos recetados son posibles causas, pregúntale a la persona que recetó el medicamento si se puede suspender, si se puede reducir la dosis o si se puede administrar a otra hora del día. Si el problema no tiene que ver con los medicamentos recetados, haz estos cambios por tu cuenta. Si tu esposo es capaz de entenderlo, habla con él sobre por qué estás tomando estas decisiones.

→ Algunas **afecciones médicas** como la insuficiencia cardiaca crónica pueden causar dificultad para respirar al acostarse e interferir con el sueño. La apnea obstructiva del sueño provoca desvelos frecuentes durante la noche y somnolencia diurna. Los ronquidos son uno de los síntomas de la apnea. Otro es la interrupción de la respiración, a menudo después de un periodo de ronquidos.

→ El **dolor** causado por una afección médica como la artritis puede interferir en la capacidad para conciliar el sueño o permanecer dormido, o puede despertar a la persona temprano por la mañana.

→ **Falta de actividad durante el día.** Realizar actividad física durante el día ayuda a dormir mejor por la noche. Sin embargo, no todas las personas desean hacerlo. Es importante determinar qué se disfrutaba anteriormente y en qué se puede participar en la actualidad. Muchas personas participarán en actividades que cumplan estos criterios, pero no siempre. Respeta sus deseos, pero ten en cuenta que, en ocasiones, la negativa es un indicio de que esa persona se siente abrumada.

→ La **ansiedad** puede causar dificultades para conciliar el sueño. Las personas con **depresión** suelen conciliar el sueño con normalidad, pero se despiertan en mitad de la noche o temprano por la mañana y son incapaces de volver a dormirse (véase la pregunta 49).

→ Una afección denominada **trastorno del comportamiento del sueño REM** está asociada a la demencia con cuerpos de Lewy (véase la pregunta 14). Se caracteriza por sueños vívidos en los que la persona puede agitarse físicamente, dar patadas o golpes al «agresor» del sueño y parecer despierta y asustada ante los demás.

→ La **enfermedad de Alzheimer** puede provocar la muerte de las células cerebrales en la zona del cerebro denominada «núcleo supraquiasmático», que controla el sueño. Según mi experiencia, los pacientes cuyos problemas de sueño están relacionados con daños en esta zona presentan un ciclo de sueño/vigilia muy alterado: duermen varias horas, luego se despiertan otro tanto, vuelven a dormir y más tarde se despiertan. Esto suele prolongarse durante gran parte del día.

→ Despertarse y **tener la impresión de estar en un lugar desconocido.**

Medidas generales que se pueden tomar además de las mencionadas hasta ahora:

1. Una persona que se despierta asustada puede haber tenido una pesadilla o haberse despertado con la sensación de estar en un lugar desconocido. Tranquilizarla y transmitirle seguridad («Debes de haber tenido una pesadilla. Estamos en nuestra casa y todo va bien») puede ser suficiente para que se sienta mejor y vuelva a dormirse. A algunas personas les tranquiliza más que las abracen y las acaricien.

2. Si existe la posibilidad de que se trate de un trastorno médico, habla con quien trata a la persona.

3. Si un medicamento pudiera estar contribuyendo al problema del sueño, coméntalo con quien se lo haya recetado y pregunta si hay otras opciones posibles.

4. La persona con trastorno del comportamiento del sueño REM está más segura si duerme en una cama grande sin nadie más en la cama. El clonazepam y la melatonina pueden mejorar el sueño y disminuir los movimientos bruscos y las patadas.

5. Algunos estudios han demostrado que la exposición a la luz solar durante la mañana o el día mejora el sueño nocturno. Aunque no estoy convencido de que esta medida sea eficaz para mejorar el sueño, no debería ser perjudicial, a menos que cause angustia a la persona con demencia.

6. Cuando la persona se encuentra en un centro, lo mejor suele ser permitirle que esté despierta por la noche y dormir cuando le entre sueño si el programa de actividades diurnas no le está funcionando. Si la persona está en casa y la capacidad del cuidador para funcionar durante el día se ve afectada o tu bienestar se ve perjudicado, entonces podría estar justificado realizar una prueba con medicación, siempre con mucho cuidado.

7. No hay medicamentos aprobados por la FDA para tratar los trastornos del sueño en personas con demencia ni estudios convincentes que demuestren la eficacia de ninguno de ellos para mejorar el sueño. Sin embargo, si se han tenido en cuenta todos los aspectos anteriores y las intervenciones no han ayudado, y si el problema persiste y la incapacidad de la persona con demencia para dormir por la noche está interfiriendo en el bienestar del cuidador familiar, se podría considerar la posibilidad de administrar un medicamento. En general, los fármacos para dormir con benzodiazepina, como el Ativan (lorazepam), el Valium (diazepam) y el Klonopin (clonazepam), son tan propensos a causar un empeoramiento paradójico del sueño, la memoria y el comportamiento, y a aumentar el riesgo de caídas, como a ayudar, por lo que creo que deben evitarse en la medida de lo posible. Los fármacos antipsicóticos aumentan el riesgo de muerte en quienes padecen demencia y, en mi opinión, no deben utilizarse como ayuda para dormir a menos que haya algún otro síntoma que requiera su uso (véase la pregunta 52).

Algunos médicos recetan imidazopiridinas (como el Ambien [zolpidem], el Sonata [zaleplon] o el Lunesta [eszopiclona]), melatonina o el antidepresivo trazodona, aunque no se ha demostrado la eficacia de estos fármacos. Si tras un breve periodo de prueba con la dosis adecuada no se obtienen resultados satisfactorios, se debe suspender. Una vez más, los estudios no han demostrado que sean beneficiosos para las personas con demencia.

P. 78.   ¿Qué puedo hacer cuando mi esposo, al que le han diagnosticado la enfermedad de Alzheimer, exige beber alcohol? Si no hay alcohol en casa, amenaza con ir a comprarlo él mismo. ¿Bebe porque quiere escapar de la idea de que tiene demencia o porque no recuerda cuánto ha consumido? El médico dijo que podía tomar dos copas al día para relajarse. ¿Se está haciendo daño físicamente? ¿Empeorará su demencia?

R. 78.   El cerebro lesionado es más vulnerable a casi todos los fármacos y medicamentos. Aún más en el caso de las sustancias que alteran la mente y que se toman para influir en el estado de ánimo. Parece que tu marido lleva mucho tiempo bebiendo alcohol. Algunas personas comienzan a beber en exceso debido a la demencia, lo que plantea otros problemas.

Dado que lo has hablado con tu médico, supongo que tu marido no tiene problemas de salud como consecuencia de su consumo actual de alcohol. Si los tuviera, entonces la prioridad sería reducir la cantidad de alcohol que bebe.

¿Hay problemas derivados de su consumo de alcohol en la actualidad? ¿Se muestra más agresivo o excesivamente sensible? ¿Ha aumentado su riesgo de sufrir caídas? Si alguna de estas respuestas es afirmativa, entonces habría que ayudarle a reducir el consumo.

Si ahora no hay problemas evidentes y beber es uno de los placeres de tu marido, entonces estoy de acuerdo con tu médico. Sin embargo, a medida que la demencia avance, es muy probable que no pueda tolerar el alcohol como lo hacía antes. Tendrás que controlar tanto cómo entra en casa como la forma en que se consume una vez dentro.

Puedes llamar a la tienda donde compra alcohol y pedirles que dejen de venderle. Si puedes controlar la cantidad que bebe, podrías intentar servirle menos bebidas o diluir las que le sirves.

Servir bebidas diluidas es poco ético, pero le permitiría disfrutar de la bebida y, al mismo tiempo, reducir el riesgo de daños. Si lo detecta (esto ha ocurrido con personas a las que he cuidado) y se enfada, entonces no sigas haciéndolo.

Tratar el alcoholismo es difícil, tanto si la persona tiene demencia como si no. Es posible que debas consultar a un experto, pero, dado que él tiene demencia, es poco probable que exista algún programa de tratamiento que pueda ayudaros a él y a ti.

Al igual que con todas las decisiones relacionadas con el cuidado de personas con demencia, tú estás haciendo todo lo posible para mejorar su calidad de vida y moderar el riesgo de que sufra daños. Con el tiempo, el riesgo puede aumentar. Si esto ocurre, tendrás que ser más restrictiva, si puedes. En este momento, el alcohol es positivo para su calidad de vida. Esto justifica que se le debe permitir beber, a menos que el alcohol suponga un peligro.

P. 79. Mi marido padece una fase de la enfermedad de Alzheimer bastante avanzada y no es capaz de hablar con frases completas. Parece triste y me preocupa que esté deprimido. ¿Cómo se diagnostica la depresión en una persona que no es siquiera capaz de entender las preguntas que se le hacen?

R. 79. Uno de los retos a la hora de identificar la depresión en personas con demencia es que muchas de ellas no pueden entender las preguntas que se les formulan o no recuerdan cómo se han sentido en los últimos días o semanas. Los familiares a menudo describen síntomas compatibles con la depresión en sus seres queridos.

Se debe considerar la depresión si una persona:

- Está comiendo menos y perdiendo peso y no se encuentra ninguna otra causa (dificultad para masticar los alimentos, para tragar alimentos y líquidos, y para utilizar los cubiertos; el rechazo a los alimentos que se sirven; tener muchas distracciones en la mesa; el cáncer y la insuficiencia cardiaca).

- Se ha vuelto retraído y no participa en actividades que antes disfrutaba.

- Se ha vuelto menos activo socialmente.

- Llora con frecuencia.

- Hace comentarios autodespreciativos («Soy una mala persona») o de autoculpa («Todo es culpa mía»).

P. 80. Mi esposa padece la enfermedad de Alzheimer y creo que está deprimida. Tuvo un episodio de depresión tras el nacimiento de nuestro segundo hijo y ahora parece estar igual. ¿Podrían ayudarla la terapia o la medicación, a pesar de que sufre demencia?

R. 80. Según mi experiencia, las personas con demencia temprana que son conscientes de su diagnóstico pueden hablar de sus preocupaciones y síntomas, y puede que les resulte beneficioso hacerlo. Algunas personas con demencia y depresión clínica (véase la pregunta 49) se benefician de un aumento de la estimulación, la participación en grupos y la actividad física.

Los estudios sobre los medicamentos antidepresivos como tratamiento para personas con demencia y depresión han arrojado resultados dispares. Aproximadamente la mitad muestra beneficios y la otra mitad no (véase la pregunta 49). En mi opinión, si los síntomas de la depresión son graves, se debe considerar la posibilidad de recetar medicamentos, pero siempre se deben probar también enfoques no farmacológicos.

Las personas que han tenido un episodio de depresión clínica antes de desarrollar demencia tienen más probabilidades de deprimirse después de que se desarrolle la demencia.

P. 81. Mi madre hace la misma pregunta una y otra vez, incluso en menos de un minuto. ¿Hay algo que pueda hacer?

R. 81. Repetir constantemente lo mismo, ya sea una pregunta o una afirmación, suele reflejar un deterioro grave de la memoria. La persona no recuerda haber hecho la pregunta o la afirmación. También puede reflejar un deterioro del lenguaje si es incapaz de hablar con frases completas o mantener una conversación en la que se produzca el habitual «intercambio de réplicas».

La repetición también puede reflejar aburrimiento o miedo a estar solo. Puede ser una forma que tienen las personas con demencia de combatir la preocupación y la ansiedad que les produce no saber dónde están o qué va a pasar a continuación.

Hay varias cosas que puedes intentar. Si está preocupada o ansiosa, intenta tranquilizarla diciéndole que todo va bien y que tú te estás ocupando de todo. Puedes preguntarle si tiene miedo o están preocupada, pero, si eso la altera aún más, prueba otras estrategias.

El aburrimiento se puede contrarrestar intentando involucrar a la persona en actividades como dar un paseo, hablar con otras personas en grupo, jugar a algo o mantener una conversación sobre temas que le gusten, como qué hacen sus nietos. Las actividades que antes disfrutaba son más propicias para involucrarla que aquellas que nunca ha realizado antes.

Puede ser útil desviar suavemente el tema de la conversación hacia uno relacionado con lo que está repitiendo. Por ejemplo, si la persona sigue preguntando cuándo va a venir su madre a recogerla, pregúntale cuál es su recuerdo favorito de su madre o habla de algún otro tema que tenga que ver con ella, como tu recuerdo favorito (aunque su madre haya fallecido).

Para romper un ciclo de repetición, a veces es necesario mentir.

La ética de esto se examina en las preguntas 85, 89, 95 y 96.

P. 82. Trabajo en una residencia de ancianos. ¿Cómo podemos saber cuándo las personas con demencia grave sienten dolor? ¿La demencia provoca hipersensibilidad o falta de sensibilidad al dolor?

R. 82. El dolor es un problema importante, tanto si la persona está en casa como si se encuentra en un centro de cuidados a largo plazo. Las causas comunes de la demencia no afectan ni disminuyen la capacidad de sentir dolor, pero detectarlo puede resultar difícil. En lo que sí afecta la demencia es a la capacidad de las personas para expresar que lo sienten, describir lo que sienten y reconocer lo que les molesta. Si han sufrido un accidente cerebrovascular que afecta a la sensibilidad, es posible que tengan una capacidad disminuida o aumentada para sentir dolor en una parte del cuerpo.

Las personas con demencia pueden no ser capaces de decir que sienten dolor, describir a qué hora del día se produce o detallar dónde se localiza. Por lo tanto, quienes las cuidan deben estar atentos a la posibilidad de que las personas con demencia que lloran, no mueven una parte del cuerpo, participan menos en las actividades, se vuelven más irritables o golpean puedan estar sintiendo dolor. Esto significa que es importante preguntar a todas las personas con demencia que muestren alguno de estos signos si sienten dolor. Es posible que puedan responder con precisión, pero tal vez no. Si alguien parece estar «protegiéndose» o no mueve una parte del cuerpo, pídele permiso para tocarlo y moverlo suavemente. Si la persona hace una mueca de dolor, es necesario investigar más a fondo. Busca hematomas u otras pruebas de lesiones.

Si la persona se encuentra en un centro, informa al personal y solicita que un profesional médico la examine. Si está en casa y existe la posibilidad de que sienta dolor, avisa a un médico. Una exploración física exhaustiva puede detectar y localizar el dolor.

He tenido pacientes que podían estar sufriendo dolor, pero ni la familia, ni el resto del personal, ni yo mismo éramos capaces de estar seguros. Los intentos por calmarlos, distraerlos, entretenerlos o involucrarlos de alguna otra manera fracasaban. Estas situaciones son poco comunes, pero, cuando se producen, vale la pena probar con un analgésico. Administrar varias dosis de paracetamol (Tylenol) o ibuprofeno (como Motrin), si no hay contraindicaciones, es una forma de evaluar si una persona que no se comunica o está agitada siente dolor. En ocasiones, es adecuado probar con cautela una dosis baja de opiáceos.

P. 83. Mi esposo a veces llora de repente, especialmente cuando estamos en público. ¿Por qué le ocurre? ¿Puedo hacer algo para ayudarlo a sentirse mejor?

R. 83. El llanto repentino puede indicar dolor, depresión, miedo o una sensación de agobio (véanse las preguntas 49, 80, 81 y 82). Pregúntate si el llanto siempre se produce en una circunstancia concreta. Esto podría identificar el factor desencadenante.

Si existe la posibilidad de que sienta dolor o sufra depresión, habla con tu médico. Si parece asustado o abrumado antes de llorar, piensa en cambiar el entorno para que sea menos estresante, más propicio y más acorde con sus necesidades.

Además, el trastorno afecto pseudobulbar, también conocido como «incontinencia emocional», puede ocurrir en personas con daño cerebral debido a la demencia, un traumatismo cerebral, esclerosis múltiple, accidentes cerebrovasculares múltiples o ELA (esclerosis lateral amiotrófica). Esta afección se caracteriza por llanto o risa repentinos. A veces hay un desencadenante, pero otras veces no. Si lo hay, el llanto o la risa suelen ser desproporcionados con respecto a lo que los provoca. Muchas personas que lo padecen describen su llanto o risa como «más extremos» de lo que realmente sienten y afirman que no son un reflejo genuino de lo que están experimentando. Muchas de estas personas pueden identificar un desencadenante, por ejemplo, el himno nacional, una escena triste de una película o la fotografía de una persona conocida, pero siguen diciendo que no se sienten tan tristes como parecen. Hay quienes han llorado con facilidad toda su vida y para ellas es lo normal. Explicar que se trata de un síntoma de su enfermedad ayuda a algunas personas a aceptarlo y a sentirse menos angustiadas por ello. Otras se quejan de sentirse avergonzadas por la expresión de esta emoción extrema. La FDA ha aprobado un medicamento, el Nuedexta (dextrometorfano/quinidina), para tratar la afección. Aunque no están aprobados por la FDA, los antidepresivos estándar también pueden disminuir o eliminar el llanto frecuente en algunas personas y es menos costoso.

P. 84. Mi madre padece una fase de la enfermedad de Alzheimer bastante avanzada. Intento visitarla al menos dos veces por semana, pero no sé qué decirle. Es difícil mantener una conversación. ¿Alguna sugerencia?

R. 84.   Cuando empecé a informarme sobre la enfermedad de Alzheimer, encontré un artículo del psiquiatra geriátrico Jack Weinberg titulado «¿Qué le digo a mi madre cuando no tengo nada que decir?». En el artículo, el doctor Weinberg respondía a su propia pregunta. Escribió que se dio cuenta de que lo más importante para su madre eran sus visitas y el hecho de que hablaran juntos, no el contenido específico de las conversaciones. También se dio cuenta de que repetir la misma conversación podía resultarle aburrido a él, pero no a su madre. A ella le encantaba oír hablar de los nietos, de su trabajo actual y de otros acontecimientos de su vida, aunque hubieran hablado de ello cinco días —o minutos— antes.

> A menudo, lo más importante para una persona con demencia son las visitas de sus seres queridos, no el contenido específico de las conversaciones.

Las observaciones del doctor Weinberg me ayudaron a darme cuenta del valor de ver las cosas desde la perspectiva de la persona con demencia. Mantener una conversación es lo que resulta placentero en ese momento. Que la persona recuerde o no haber tenido una conversación similar recientemente no tiene importancia. Quienes sufren un deterioro grave de la memoria «viven el momento». Para ellas, interactuar con otras personas puede ser su mayor fuente de placer. Esto puede ayudarles a superar la sensación de estar solas, perdidas o en un lugar desconocido. Es posible que tu madre no recuerde que la visitaste antes ese mismo día o ayer, pero mientras hablas con ella sabrá que eres su hija y que eres importante para ella y que disfrutáis juntas.

P. 85. ¿Qué puedo hacer para desviar o redirigir las acusaciones de infidelidad de mi esposa?

R. 85. Desgraciadamente, se trata de un síntoma relativamente común. De hecho, la primera paciente del doctor Alzheimer presentaba este síntoma. Se sentía cada vez más angustiada y se volvía físicamente agresiva, y estos fueron los factores desencadenantes que llevaron a su marido a llevarla al médico para que la evaluaran.

Supongo que las acusaciones son falsas. Por desgracia, a veces es imposible convencer a los demás de que así es. Sin embargo, a menudo hay aspectos de la queja de la persona enferma que demuestran que la acusación es un síntoma de una enfermedad y no es cierta. Por ejemplo, una paciente a la que traté con este síntoma me decía repetidamente que sabía que su marido tenía una aventura porque veía la manta de su cama arrugada casi todos los días.

También supongo que, al igual que el marido de la primera paciente del doctor Alzheimer, le has dicho a tu esposa que sus preocupaciones no son ciertas. Si no lo has hecho, es razonable que lo hagas una o dos veces, solo para convencerte de que no funciona. También vale la pena intentar cambiar de tema, hacer que participe en actividades con otras personas, inscribirla en un centro de día e incluso decirle que la infidelidad ha terminado.

En las preguntas 85, 89, 95, 96 y 97 analizo algunos de los retos éticos que surgen cuando mentimos a una persona o no abordamos directamente sus preocupaciones, no corregimos ideas incorrectas o no atendemos quejas repetidas.

Parte del desafío que plantea el síntoma que describes es que la persona con demencia que hace la acusación suele contárselo repetidamente a otras personas: hijos, amigos, vecinos y cuidadores profesionales. Creo que está bien decirles a estas personas, en privado, que las acusaciones de tu esposa no son ciertas, sino un síntoma de su enfermedad. Diles que estás tratando de protegerla de la angustia que le causan estos pensamientos y que te vendría bien su ayuda. Diles que no pasa nada si le comentan que te preguntarán al respecto, que lo investigarán o si le dicen lo preocupada que parece. Si alguna de estas medidas la lleva a dejar de hacer acusaciones (normalmente de forma temporal) o parece ayudarla a calmarse, entonces es lo mejor que se puede hacer.

En raras ocasiones, estas creencias conducen a agresiones físicas. Si esto sucede a menudo y no se pueden disipar sus preocupaciones, entonces podría ser necesario un tratamiento farmacológico, siempre con mucha cautela (véase la pregunta 52). Si el síntoma solo se produce cuando tú estás presente y no se puede aliviar su angustia, entonces tal vez debas pasar menos tiempo con ella.

Las acusaciones falsas de infidelidad son comunes.

- Si decirle a la persona una o dos veces que no es cierto no ayuda, intenta:
- Cambiar de tema.
- Distraer a la persona con otra actividad.
- Inscribirla en un centro de día.
- Decirle que la infidelidad ha terminado.

Si encuentras algo que funciona, hazlo siempre que lo necesites.

También es importante que busques apoyo. Las acusaciones como esta duelen. Poder hablar con alguien (un amigo, un familiar, alguien de tu iglesia o un profesional de la salud mental) sobre tu dolor, frustración, tristeza y pérdida (por ejemplo, la pérdida de su compañía) no hace que el problema desaparezca, pero puede ayudarte a no sentirte abrumado por él.

P. 86. Mi esposo siempre fue amable y tranquilo. Ahora se enoja por cualquier cosa. ¿Hay algo que pueda hacer para abordar sus problemas de ira?

R. 86. Alrededor del 30 % de las personas con alzhéimer experimentan lo que se describe como un cambio de personalidad. No siempre estoy seguro de lo que significa, ya que algunas personas parecen ser ellas mismas en numerosas situaciones, pero diferentes en el sentido que tú describes.

Si tu esposo se encuentra en muchas situaciones en las que se enfada con facilidad, estás describiendo lo que a veces se denomina «reacción catastrófica». Este término se refiere al hecho de que la persona parece reaccionar como si se tratara de una catástrofe importante cuando el factor desencadenante ha sido mínimo o imperceptible. Las reacciones catastróficas son comunes en personas con todo tipo de enfermedades cerebrales. Reflejan un problema para modular o controlar las respuestas emocionales. Se cree que reflejan un daño en los lóbulos frontales (véase la figura 4 de la pregunta 16), la parte del cerebro que evalúa las circunstancias sociales, nos ayuda a utilizar los procesos de pensamiento para controlar nuestras emociones y contribuye a la flexibilidad mental ante los retos.

Las reacciones catastróficas suelen desarrollarse rápidamente. Se caracterizan por enrojecimiento facial, expresiones verbales de ira (incluidos gritos) y, en ocasiones, expresiones físicas de ira, como empujones o golpes.

Los desencadenantes de las reacciones catastróficas varían de una persona a otra. Pueden parecer bastante insignificantes, pero resultan abrumadores para quienes las sufren. Si es posible anticipar los factores desencadenantes, haz todo lo posible por evitarlos, pero ten en cuenta que no siempre es posible. Algunos ejemplos de estos factores que a veces son inevitables son el cuidado personal diario necesario, la atención médica y los momentos en que se evitan situaciones peligrosas. Los estímulos ambientales que no se pueden anticipar, como una sirena o el llanto de un bebé, también la pueden desencadenar.

Las reacciones catastróficas a veces pueden detectarse desde el principio, especialmente por parte de un cuidador que conoce bien a la persona. Las primeras manifestaciones de una reacción catastrófica incluyen enrojecimiento facial, inquietud, balbuceo o signos de angustia.

Si no se pueden anticipar, evitar o atenuar los desencadenantes, o si ya se ha iniciado una reacción de este tipo, se puede reducir su gravedad distrayendo a la persona o alejándola de la situación. El cuidador debe mantener la calma sin perder el control. Por lo general, ayuda a la persona decirle que reconoces el problema, que lo estás abordando y que estará a salvo. Los cuidadores deben evitar levantar la voz, agarrar a la persona, mostrar miedo o actuar de forma abrumada. A algunas personas con reacciones catastróficas les ayuda que se reconozca su malestar emocional, pero a otras les empeora su estado.

No siempre es posible evitar los acontecimientos que desencadenan una reacción catastrófica. Las medidas que pueden ayudar a anular la reacción o reducir su gravedad incluyen:

- Eliminar el factor estresante desencadenante.
- Redirigir su atención hacia otra cosa.
- Mantener la calma y no angustiarse.
- Tranquilizar a la persona asegurándole que el problema se está solucionando.

P. 87. Mi esposa llora casi todas las tardes porque cree que su madre debería ir a recogerla y se está retrasando. Cuando le digo que su madre murió hace veinticinco años, se altera aún más.

R. 87. El término «síndrome del ocaso» se utiliza a menudo para describir la aparición regular de angustia y agitación a última hora de la tarde o por la noche. Curiosamente, a los investigadores les ha resultado muy difícil comprobar que la angustia y la agitación se producen con más frecuencia en un momento del día que en otro.

Es menos importante demostrar que el síndrome del ocaso existe que ayudar a las personas que padecen el problema. Entre las posibles causas se encuentran el aburrimiento, el cansancio de la persona con demencia, el cansancio del cuidador, la menor proporción de personal por la tarde y por la noche, y el aumento del ruido y los estímulos al final del día, puesto que los visitantes suelen acudir a últimas horas del día. Dudo que los niveles de luz más bajos desempeñen un papel importante, ya que no hay pruebas de que el síndrome del ocaso aparezca más tarde durante el verano, cuando el atardecer se produce mucho tiempo después.

Podrías intentar:

- Programarle más actividades alrededor de la hora en que suele alterarse.

- Hacer que duerma la siesta a esa hora.

- Exponerla a más luz (algunos estudios han demostrado que una mayor exposición a la luz reduce los problemas de comportamiento).

- Reducir el número de visitas, consultas médicas, viajes y otras formas de estimulación en ese momento.

Recomiendo probar un enfoque cada vez, ya que así es más fácil determinar qué funciona y qué no. Casi nunca ayuda «corregir» a la persona (por ejemplo, «Querida, ¿no te acuerdas de que tu madre lleva muerta veinticinco años?»). Véanse las preguntas 95, 96 y 97 para más información sobre este tema.

P. 88. Mi esposo lleva seis meses en una residencia. Durante el último mes, ha pasado todo el tiempo con una residente. A menudo pasean por los pasillos cogidos de la mano y hablando.

Últimamente, ni siquiera parece reconocerme cuando voy a visitarlo. Estoy segura de que me fue fiel durante nuestros cuarenta y cinco años de matrimonio, así que la situación me supone un *shock*. ¿Qué debo hacer?

R. 88. Entiendo tu sorpresa y tu dolor. Es probable que él no te reconozca porque padece agnosia, que impide a las personas reconocer rostros, lugares u objetos familiares (véanse las preguntas 7 y 75). Si este es el caso, decirle quién eres no servirá de nada. El hecho de que te ignore no es una acción deliberada, sino un reflejo de su incapacidad para reconocerte.

Es posible que él siga disfrutando de tus visitas, aunque no sepa exactamente quién eres. Según mi experiencia, la capacidad de reconocer a personas conocidas a veces aparece y desaparece, especialmente cuando se trata de un síntoma nuevo. Es posible que tu esposo te reconozca en alguna que otra ocasión. Cuando no lo haga, te recomiendo que limites el tiempo que pasas allí; será mejor para ambos. Si tienes que hacerlo, te animo a que te mantengas en contacto con el personal regularmente para asegurarte de que lo están cuidando bien.

En cierto modo, estás sufriendo una doble pérdida. Tu marido ha cambiado debido a su demencia y te han arrebatado tu matrimonio. Hablar de tus sentimientos con tu familia, amigos, personal sanitario o un terapeuta profesional puede ayudarte.

P. 89. Mi padre está muy enfermo de cáncer y es probable que muera pronto. Mi madre, que padece la enfermedad de Alzheimer desde hace cuatro o cinco años, parece no ser consciente de ello y no se lo hemos contado. ¿Deberíamos hablarle ahora de la enfermedad de mi padre? Si él muere, ¿ella lo recordará? Si no lo recuerda, ¿deberíamos seguir recordándoselo?

R. 89. El duelo es un proceso largo. La mayoría de las personas necesitan hablar sobre pérdidas potenciales o reales y se sienten reconfortadas al poder hacerlo con gente de su alrededor. Si tu madre no se ha dado cuenta de que su marido está enfermo, es probable, aunque no seguro, que su desconocimiento se deba a la propia enfermedad. No obstante, creo que se le debería decir lo grave que es su estado, ya que no podemos estar seguros de lo que sabe y lo que no. Puedes guiarte por su reacción para decidir qué hacer. Si se altera y puede hablar de sus sentimientos, entonces hay que apoyarla, escucharla y empatizar con ella, como se haría con cualquier persona en esa situación. Si no es capaz de entender lo que le estás diciendo, niega que él esté enfermo o se altera repetidamente y es incapaz de hablar de sus sentimientos, debes dejar de sacar el tema. Yo abordaría la cuestión de qué decirle después de la muerte de tu padre de manera similar. Lo más adecuado es informarle cuando suceda, como harías con cualquier otra persona. Si lo olvida al poco tiempo, se angustia repetidamente cuando le recuerdas su muerte y luego lo vuelve a olvidar unos minutos más tarde o parece incapaz de hablar de ello, es probable que su enfermedad le haya robado la capacidad de llorar su pérdida.

Muchas personas con demencia, incluso con demencia avanzada, parecen recordar en cierta medida una pérdida significativa, aunque los detalles sean vagos. Esta conciencia puede aflorar durante una conversación, incluso si no son capaces de recuperar la información cuando se les pregunta directamente. Si este es el caso, yo recomiendo utilizar su reacción como guía para saber qué hacer. Si dices algo como «Yo también echo mucho de menos a papá» y tu madre se altera mucho, yo dudaría en continuar la conversación. Lo mejor sería ayudarla a calmarse tomándola de la mano, abrazándola, simplemente estando con ella o cambiando de tema. Si se pone a llorar, parece entender y beneficiarse de la conversación, entonces haz como lo harías con cualquier otra persona en un momento difícil. Al final, debes hacer lo que te parezca mejor para el bienestar emocional de tu madre.

P. 90. ¿Por qué las personas con demencia desarrollan problemas para tragar?

R. 90. La deglución requiere la coordinación de los músculos de la boca y la garganta, así como el cierre del conducto respiratorio (tráquea) y la apertura del conducto digestivo (esófago). Los centros que controlan estas funciones se encuentran en el tronco encefálico, situado en la parte inferior del cerebro (véase la figura de la pregunta 16).

La mayoría de las demencias progresivas dañan directamente las áreas del cerebro que inician y coordinan la deglución o dañan las fibras que entran en esas áreas del cerebro desde otras del mismo órgano. Esto ocurre antes en algunas enfermedades que en otras.

Cuando el mecanismo de deglución se paraliza o se descoordina, los líquidos y sólidos pueden llegar a los pulmones (debido a que la tráquea no se cierra correctamente) en lugar de bajar por el esófago. Esto se conoce como «aspiración». La aspiración puede provocar neumonía debido a irritación química o infección.

Si un accidente cerebrovascular daña el sistema de control de la deglución, los problemas para tragar se desarrollan de inmediato. Dado que la mayoría de las demencias progresan lentamente, los problemas para tragar que causan se desarrollan de forma gradual. Al principio, es posible que quien la padece se atragante ocasionalmente, en especial con líquidos poco espesos, como el agua, o con alimentos mal masticados. Las secreciones se producen constantemente en la nariz y la boca, y también pueden estimular la tos cuando entran en el sistema respiratorio. Algunas personas padecen reflujo, una regurgitación del contenido del estómago hacia el esófago, lo que puede provocar aspiración.

Los logopedas pueden evaluar el riesgo de aspiración de una persona y aconsejar medidas que se pueden tomar para reducirlo. En el pasado, se recomendaban líquidos espesados y alimentos triturados, pero estudios recientes han cuestionado su eficacia. Aunque reducen el riesgo de aspiración, no pueden prevenirlo por completo. Las sondas de alimentación tampoco previenen la aspiración.

P. 91. ¿Por qué las personas con demencia pierden la capacidad de caminar?

R. 91. En la enfermedad de Alzheimer, las células cerebrales que controlan directamente los músculos de las piernas no se ven afectadas, pero las vías nerviosas que conectan estas células con otras partes del cerebro se dañan. La capacidad para caminar disminuye de forma gradual, a medida que se destruyen estas vías de conexión.

El deterioro temprano del equilibrio puede producirse en la enfermedad de Parkinson (véase la pregunta 15), independientemente de que se desarrolle o no demencia, y en la demencia con cuerpos de Lewy (véase la pregunta 14). La parálisis supranuclear progresiva y la degeneración corti-cobasal también pueden afectar a la marcha en las primeras fases de la enfermedad. En la demencia vascular, los accidentes cerebrovasculares destruyen directamente las células que controlan el movimiento de las piernas o afectan a las vías implicadas en la marcha. Como resultado, la dificultad para caminar debida a una enfermedad cerebral vascular suele aparecer de forma repentina.

> **Cualquier persona que desarrolle inestabilidad al caminar durante el primer año tras la aparición de los síntomas de demencia debe ser evaluada para detectar una posible hidrocefalia de presión normal, que puede tratarse si se detecta a tiempo.**

La hidrocefalia normotensiva (HNT) provoca inestabilidad al caminar, incontinencia urinaria y demencia. Estos síntomas suelen ser evidentes en los seis meses siguientes a la aparición del primer síntoma. Es importante destacar que la HNT se puede tratar si se detecta a tiempo. Cualquier persona que desarrolle inestabilidad al caminar durante el primer año tras la aparición de los síntomas de demencia debe someterse a pruebas para detectar una posible HNT.

7.

¿A qué decisiones difíciles se enfrentan las personas que cuidan?

P. 92. Me preocupa la memoria de mi padre. Repite lo mismo dos o tres veces en una hora y, si le digo que ya me lo ha contado, simplemente lo ignora. Le he dicho que debería hablar con su médico al respecto, pero él dice que no le pasa nada. ¿Qué puedo hacer?

R. 92. La primera pregunta que debes hacerte es cuán peligrosa es la situación en este momento. Si conduce y ha tenido varios accidentes o si se olvida constantemente de tomar la medicación y lo han tenido que hospitalizar como consecuencia de ello, entonces estás moralmente justificado para actuar de manera que puedas ayudarlo, incluso si él se resiste.

Sin embargo, según lo que cuentas, no parece haber ningún peligro claro en este momento. Si es así, te sugiero que le vuelvas a expresar tu preocupación dentro de unas semanas y que pidas ayuda a tus hermanos, si los tienes. Quizás él tome medidas si varias personas le expresan su preocupación.

Si sigue negándose y tus preocupaciones persisten, te sugiero que le repitas tus observaciones cada pocas semanas y le sugieras nuevamente que se someta a una evaluación.

En las personas con demencia, la negación de la enfermedad es un signo de que son incapaces de reconocer sus deficiencias, ya sea porque la enfermedad lo dificulta o porque no quieren saberlo.

P. 93. Una vez que se ha diagnosticado la demencia, ¿se debe informar a la persona, aunque niegue tener un problema?

R. 93. En muchos países, como en Estados Unidos, creemos que la información sobre la salud de las personas les pertenece. Esto significa que un médico debe informar a todos los pacientes de su diagnóstico.

Aproximadamente un tercio de las personas con enfermedad de Alzheimer no son conscientes de que tienen problemas (véase la pregunta 61). Cuando se les comunica el diagnóstico, muchas de ellas niegan tener dificultades de memoria o de pensamiento, o las atribuyen al envejecimiento normal con afirmaciones como «Soy como toda la gente de mi edad».

Una forma de pensar en este asunto desde otro enfoque es reconocer que las personas tienen el «derecho a no saber» un diagnóstico. Aunque es poco frecuente, hay personas que lo prefieren. Sin embargo, en el caso de la enfermedad de Alzheimer, la mayoría de las personas que le restan importancia o niegan rotundamente tener problemas cognitivos carecen de la capacidad de reconocer sus limitaciones. Estoy convencido de que esto es un síntoma de la enfermedad en la mayoría de estos individuos, ya que la inconsciencia o la negación del deterioro de la memoria (véase acerca de la agnosia en la pregunta 7) es mucho menos común en personas con niveles similares de deterioro causados por demencias distintas de la enfermedad de Alzheimer.

Cuando diagnostico un nuevo caso de demencia, primero comunico a los pacientes que me preocupa su memoria y que me gustaría hablarlo con ellos. Si no están de acuerdo con que tengan un problema de memoria o de pensamiento, o si niegan tener alguna dificultad, les digo algo como esto: «Me gustaría decirte lo que opino al respecto». Si siguen insistiendo en que no hay ningún problema y actúan como si no quisieran hablar del tema, entonces lo dejo y repito la misma conversación en la próxima visita. Sin embargo, creo que no es adecuado obligar a una persona a escuchar algo que no quiere. Para mí, es importante respetar los deseos de la persona y considero que su negación es una señal de que no quieren saberlo o de que carecen de la capacidad para reconocer su discapacidad.

En las personas con demencia, la negación de la enfermedad es un signo de que son incapaces de reconocer sus deficiencias, ya sea porque la enfermedad lo dificulta o porque no quieren saberlo.

Sin embargo, si la enfermedad impide que una persona sea consciente del peligro en el que se encuentra, me veo en el deber de protegerla. Por lo tanto, hago todo lo posible por informar a algún familiar o amigo cercano cuando es posible. En las raras ocasiones en las que no hay nadie cercano, o si la persona se niega a que comente mis conclusiones con otras personas, evalúo el peligro que entraña su situación actual. Si creo que existe peligro, por ejemplo, si la persona parece incapaz de tomar la medicación prescrita y necesaria, se ha perdido mientras caminaba o conducía, o parece correr el riesgo de ser víctima de alguna estafa, es posible que tenga que informar a la agencia estatal encargada de proteger a esas personas, que a veces se denominan «servicios de protección de adultos» o de manera similar. En EE. UU., las normas de la HIPAA (Ley de Portabilidad y Responsabilidad del Seguro Médico) no permiten compartir información sobre la salud con otra gente sin el permiso de la persona afectada, pero, si parece probable que exista peligro, un profesional puede notificarlo a la agencia correspondiente.

Gran parte de las personas mayores que acuden al médico lo hacen acompañadas de otra persona. Nunca me ha ocurrido que el paciente no quiera que hable con esta última.

P. 94. Mi padre vive solo y la semana pasada le diagnosticaron la enfermedad de Alzheimer. Por lo que puedo ver, está bien. La casa está ordenada y no ha perdido peso. ¿Debería hablar con él sobre mudarse a un lugar donde pueda recibir ayuda cuando la necesite o debería esperar hasta que empiece a tener problemas?

R. 94. Dado que tu padre te ha comunicado su diagnóstico, lo más natural es empezar por preguntarle qué piensa al respecto y cómo se encuentra. Hablar abiertamente sobre un diagnóstico de demencia es similar a hablar con otras personas sobre enfermedades graves como el cáncer. Aunque hay a quienes les preocupa que dar malas noticias pueda «empeorar las cosas», la experiencia nos enseña que la mayoría de la gente agradece que se hable del tema.

Si tu padre está dispuesto a hablar sobre su diagnóstico, yo le preguntaría si ha pensado en sus necesidades futuras y si ya ha tomado medidas para satisfacerlas. Quizás te sorprenda y te cuente planes o ideas que tú desconocías. Si dice que no ha hecho ningún plan, te sugiero que le preguntes si ha pensado en los «papeles», es decir, en redactar un testamento y rellenar los documentos de poder notarial duradero. Si no ha hecho ninguna de estas dos cosas y no tiene intención de hacerlo, dile que te gustaría ayudarle a pensar en sus opciones o, si lo prefiere, ayudarle a encontrar a alguien que pueda asesorarlo.

Si sus planes son vagos, puedes apoyarle en lo que ha hecho hasta ahora y decirle que le ayudarás a planificar lo que desee para el futuro. Como es posible que no sea consciente de la variedad de opciones que tiene, puedes preguntarle si sabe cuáles son las posibilidades.

Si no quiere hablar de estos asuntos, te sugiero que le digas que quieres apoyarlo y que volverás a sacar el tema en el futuro. Podrías preguntarle si hay alguien más con quien se sienta cómodo hablando de todo esto. Si tú eres la única persona con la que puede hablar de sus planes, te sugiero que dejes el tema abierto para abordarlo en el futuro. Le puedes decir algo así: «Espero que podamos hablar de ello más adelante».

Renunciar a un hogar es psicológicamente difícil para muchas personas. La mayoría tiene vínculos emocionales con su casa y su vecindario. Además, mudarse puede simbolizar la pérdida de independencia, de lo familiar y de vínculos con el pasado.

La mudanza también plantea muchas dificultades prácticas, como identificar las opciones disponibles, examinar cuestiones económicas complicadas, elegir posesiones muy apreciadas y deshacerse de ellas, encontrar un nuevo médico y adaptarse a un nuevo horario. Las dificultades y el estrés asociados con la mudanza a menudo se ven agravados por los cambios cognitivos que acompañan a la demencia. Los cambios en la función ejecutiva (véanse las preguntas 5, 7 y 16) pueden dificultar la toma de decisiones, la previsión y el control de las emociones adecuadas a cada situación. Algunas personas aceptarán la ayuda, pero otras se resistirán. Reconocer abiertamente estas barreras emocionales, económicas, prácticas y cognitivas puede facilitar que algunas personas acepten la ayuda.

P. 95. Mi madre padece alzhéimer desde hace seis o siete años y yo soy viuda desde hace casi cuatro.

La veo casi todos los días. La semana pasada, por primera vez, me preguntó por qué mi marido no había venido a verla últimamente y luego dijo: «Supongo que estará muy ocupado en el trabajo». Si esto vuelve a ocurrir, ¿debería decirle la verdad, que murió hace cuatro años, o simplemente darle la razón?

R. 95. Planteas una cuestión ética difícil. ¿Está bien mentir a una persona con demencia?

La mayoría de la gente está de acuerdo en que mentir está mal y que decir la verdad es la forma en que queremos actuar, especialmente con quienes nos importan. El desafío que plantea la demencia es que lo que es verdad para esa persona no lo es necesariamente para las demás. ¿Qué se debe hacer cuando quienes sufren demencia creen erróneamente que sus padres están vivos, que alguien las recogerá y las llevará a casa, o que los miembros de su familia no las visitan?

La mayoría de las veces, este tema surge después de que alguien ya le haya dicho «la verdad» a la persona con demencia y se haya encontrado con incredulidad o angustia porque no sabía que un ser querido había fallecido, que ahora vive en un centro en lugar de en su casa o que un familiar la había visitado varias horas antes. Si a la persona con demencia no se le ha dicho la verdad, creo que se le debería decir. Su respuesta podría sorprenderte.

El verdadero desafío aquí es este: ¿qué «verdad» debemos aceptar? Por desgracia, la persona con demencia no es capaz de recordar lo que es «cierto» para los demás, por lo que, para ella, no ha recibido visitas, sus padres siguen vivos o alguien le ha robado dinero. Si quien padece demencia carece de la capacidad de conocer la verdad, entonces corregirla o «decirle la verdad», que es el instinto de muchas personas, no la beneficia. Es triste porque significa que es incapaz de llorar la pérdida de sus seres queridos o de aceptar la dificultad de alejarse de su hogar.

> Si la persona con demencia carece de la capacidad de conocer la verdad, entonces corregirla o decirle la verdad, que es el instinto de muchas personas, no la beneficia.

Dado que quien sufre demencia carece de la capacidad de aceptar lo que los demás saben que es verdad, concluyo que lo mejor es que estos últimos vean el problema desde la perspectiva de la persona con demencia. Esto significa aceptar que no puede saber lo que nosotros sabemos y que no puede beneficiarse de lo que nosotros sabemos que es verdad. De hecho, su verdad es *la verdad*.

Algunas personas prefieren llamar a esto «mentira piadosa» o «entrar en su mundo»; no lo consideran mentir. Creo que es importante reconocer que mentimos cuando decimos falsedades como «Tu madre ha ido a visitar a sus padres y volverá el lunes» o «Entiendo lo solo que debes de sentirte porque nadie te ha visitado últimamente. Intentaré hablar con tu familia para que te visiten más a menudo». Creo que reconocer ante nosotros mismos que estamos mintiendo hace que sea menos probable que la mentira se extienda a otras áreas de nuestra vida. Si nos sentimos mal, pero sabemos que es lo correcto para la persona con demencia, es más probable que nos mantengamos fieles a nuestra aversión por la mentira.

Este es el tipo de cuestión para la que no existe una única respuesta correcta. Hablar con otras personas que hayan tenido experiencias similares, por ejemplo, profesionales que hayan asesorado a otros en esta circunstancia o miembros de un grupo de apoyo, así como utilizar a la persona con demencia como determinante de lo que es correcto hacer, puede ser útil para decidir cómo manejar mejor estas complejas situaciones.

P. 96. Dices que no hay problema por mentir o engañar (véanse las preguntas 85, 87, 95 y 97), pero ¿qué digo cuando mi marido me dice que no lo he visitado en semanas, cuando en realidad he estado allí al menos una vez al día durante los últimos seis meses?

R. 96. Sin duda, puedes decirle: «Quizás no lo recuerdes, porque tienes problemas de memoria, pero ayer vine a verte». Mi opinión es que esta información le molestará, le hará sentir reprendido o no lo convencerá de que lo visitas con regularidad. Si eso no te ayuda, creo que te resultaría más tranquilizador decirle: «Intentaré hacerlo mejor» o «Tengo pensado venir todas las tardes durante las próximas semanas».

A veces ayuda reconocer los sentimientos que hay detrás de una afirmación así, pero existe el riesgo de que hacerlo también le moleste. Podrías ver qué pasa si le dices «Sé que te sientes solo. ¿Quieres hablar de ello?» y ver cómo reacciona.

Corregirlo tampoco sirve de nada, al menos desde su perspectiva: pone el foco en su discapacidad y no ofrece una solución. Creo que lo que tú quieres es indicarle directa o indirectamente tu amor y apoyo, y hacerle saber que no lo estás abandonando. Por supuesto que no lo estás abandonando, pero, debido a su deterioro, él no puede recordar que tú lo visitas con regularidad, que disfruta de tus visitas mientras estás allí o que tiene un trastorno de la memoria.

> A veces ayuda reconocer los sentimientos que se esconden detrás de las declaraciones erróneas de una persona con demencia.

P. 97. Mi madre tiene más de 70 años y le diagnosticaron la enfermedad de Alzheimer hace cinco o seis años. Muchos de sus amigos y familiares están falleciendo y no estoy seguro de si debo comunicárselo cuando alguien cercano a ella muere. Mi hermana y mi padre dicen que tiene derecho a saberlo y que lo mejor para ella es decírselo. ¿Qué opinas?

R. 97. Hay varias razones para compartir malas noticias: permitir que comience el duelo, ofrecer apoyo y compartir recuerdos y planes. ¿Cómo ha respondido tu madre hasta ahora cuando le has comunicado la muerte de amigos y familiares? ¿Se altera y es incapaz de hablar o recuerda y expresa sus sentimientos? Si la conversación no le causa daño, entonces es razonable contárselo, siempre y cuando seas consciente de que es muy probable que no lo recuerde. Si no es capaz de recordar la muerte, no podrá llorar la pérdida.

Si ella habla repetidamente de personas fallecidas como si estuvieran vivas, no veo ningún beneficio en recordarle que esa persona ha fallecido. Una mejor respuesta podría ser preguntarle a tu madre por sus recuerdos de esa persona y hablar sobre tus propios recuerdos. Si es apropiado, puedes decirle que echas de menos a esa persona.

P. 98. ¿Quién puede decidir que una persona es incompetente para tomar sus propias decisiones sobre su salud?

R. 98. Como regla general, «incapacidad» es un término jurídico que significa que un juez ha determinado que una persona carece, de forma temporal o permanente, de la capacidad para tomar decisiones. Al menos en el caso de Estados Unidos, los adultos —personas mayores de 18 o 21 años— adquieren automáticamente la competencia. Aunque solo un juez puede privar a un adulto de la libertad de tomar decisiones por sí mismo, todas las jurisdicciones tienen normas que también permiten a los médicos, psicólogos y otros profesionales de la salud mental determinar que una persona carece de la capacidad para tomar decisiones importantes.

Una de las razones por las que los poderes notariales duraderos para asuntos financieros y de salud (véanse las preguntas 57 y 58) son tan importantes es que proporcionan los medios para que una persona determine, mientras tenga capacidad para hacerlo, quién debe representar sus deseos si acaba siendo incompetente. Muchas jurisdicciones ofrecen otras formas, como listas de verificación legalmente vinculantes, mediante las cuales las personas pueden indicar qué tratamientos médicos desearían recibir si llegaran a ser declaradas incompetentes.

P. 99. ¿Cómo se decide cuándo tratar una enfermedad terminal recién diagnosticada en una persona con demencia?

R. 99. Si la persona con demencia es competente para tomar decisiones sobre su atención médica, el hecho de que padezca demencia no es relevante. Todos los adultos en esta circunstancia deben tomar sus propias decisiones.

Si la persona no es competente y tiene un poder notarial duradero para la salud, entonces su sustituto en la toma de decisiones debe determinar, a partir de sus instrucciones anticipadas o testamento vital, si ha expresado de forma explícita sus deseos. Si lo ha hecho, por lo general se debe seguir su deseo. Si no hay una discusión explícita sobre el tratamiento de una enfermedad terminal y quien toma las decisiones en su nombre no tiene conocimiento directo de lo que la persona afectada hubiera querido, entonces debe tratar de determinar, basándose en sus valores antes de enfermarse, lo que hubiera querido en ese caso.

P. 100. Mi madre padece la enfermedad de Alzheimer desde hace casi nueve años. Ya no puede hablar ni alimentarse por sí misma, ha perdido 5,5 kg en cuatro meses y rechaza a las personas que intentan alimentarla. Su médico nos ha preguntado si queremos colocarle una sonda de alimentación. Yo soy su apoderado permanente para cuestiones de salud. ¿Qué consejo me das?

R. 100. Se trata de una cuestión moralmente compleja, ya que va más allá de una simple decisión médica. Para muchas personas, alimentar a quienes no pueden hacerlo por sí mismos es un valor humano básico. Por otro lado, no se ha demostrado que las sondas de alimentación aporten ningún beneficio médico a quienes padecen demencia avanzada.

Según lo que comentas, tu madre no puede dar su consentimiento, por lo que la decisión recae en ti como su apoderado permanente. Si tu madre indicó cuáles serían sus deseos en un documento de poder notarial o en un testamento vital, o si lo discutió contigo mientras era competente, entonces se deben respetar sus deseos.

Si ella nunca indicó lo que querría, debes tener en cuenta los siguientes datos médicos. En primer lugar, las sondas de alimentación no prolongan la vida ni previenen la neumonía en personas con demencia avanzada (véanse las preguntas 7 y 55). En segundo lugar, las sondas de alimentación por gastrostomía endoscópica percutánea, que se colocan a través de la pared abdominal directamente en el estómago, resultan incómodas para algunas personas, lo que las lleva a tirar constantemente de ella. En tercer lugar, las sondas de alimentación privan a las personas del placer del gusto y de comer, a menos que también puedan ingerir algunos alimentos o líquidos por la boca.

Aunque no haya expresado un deseo específico sobre esta circunstancia, es posible que puedas deducir cuál habría sido su decisión basándote en los valores que ha defendido toda su vida y en los datos médicos. Para muchas personas a las que se les pide que tomen esta decisión por otra, la cuestión más difícil es si la persona por la que se toma la decisión sufrirá. No hay una respuesta científica a esta pregunta, pero he pasado por esta experiencia con varios pacientes con demencia en fase terminal y ofrezco las siguientes observaciones. Las personas que pierden peso debido a la demencia lo hacen a lo largo de meses, es decir, de forma gradual. Si su ingesta de líquidos no es adecuada, se deshidratan gradualmente, pero no parecen tener sed ni sentirse incómodas. Además, he hablado con personas con una cognición normal que se recuperaron de la deshidratación y no recuerdan haber sentido sed. Estas observaciones me llevan a concluir que las personas que pierden peso gradualmente y se deshidratan no sufren molestias. No debes tomar una decisión precipitada. Discute el tema con otros miembros de la familia, habla abiertamente sobre las dificultades que tienes para tomar la decisión y expresa tus sentimientos con franqueza. No dudes en hablar con personas que puedan ayudarte, como tu médico, gente de tu iglesia y amigos que hayan pasado por la misma situación.

OTROS TÍTULOS DE INTERÉS

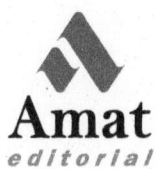

Cómo sobrevivir al caos mental

Inés C. Lemmel

ISBN: **9788497355452**

Págs: **160**

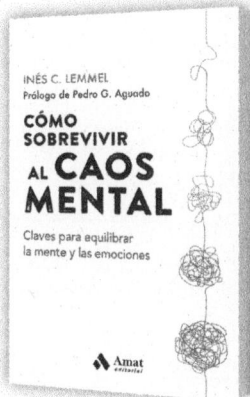

En el mundo actual, parece haberse instalado la costumbre de creer que la culpa de lo que nos pasa está fuera de nuestro cuerpo y de nuestra mente, que son los demás quienes provocan nuestro caos mental. Nada más lejos de la realidad. Para subsanar este error, este libro te dotará de una serie de herramientas que te ayudarán a cambiar dicha percepción y hará que descubras (si eres valiente) que la responsabilidad de tu bienestar depende única y exclusivamente de ti.

El zen y el arte de cómo lidiar con personas difíciles

Mark Westmoquette

ISBN: **9788497355575**

Págs: **208**

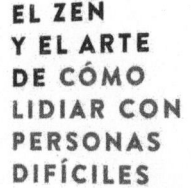

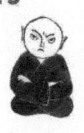

Este libro es una guía única para hacer frente a personas problemáticas y desafiantes mediante herramientas prácticas de la filosofía zen y el mindfulness. Ayuda a los lectores a explorar sus reacciones, a liberarse de los patrones de respuesta instintivos y a ver si estas personas conflictivas con las que se cruzan en casa, en el trabajo o entre su grupo de amistades pueden llegar a serles útiles para aprender algo de sí mismos.

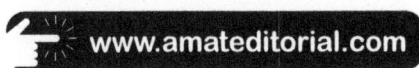

www.amateditorial.com